Edouard Clotteau

Rôle des médicaments dans l'hyperthermie maligne par coup de chaleur

Edouard Clotteau

Rôle des médicaments dans l'hyperthermie maligne par coup de chaleur

étude à partir de 41 cas aux urgences adultes de l'hôpital du Mans

Presses Académiques Francophones

Impressum / Mentions légales

Bibliografische Information der Deutschen Nationalbibliothek: Die Deutsche Nationalbibliothek verzeichnet diese Publikation in der Deutschen Nationalbibliografie; detaillierte bibliografische Daten sind im Internet über http://dnb.d-nb.de abrufbar.

Alle in diesem Buch genannten Marken und Produktnamen unterliegen warenzeichen-, marken- oder patentrechtlichem Schutz bzw. sind Warenzeichen oder eingetragene Warenzeichen der jeweiligen Inhaber. Die Wiedergabe von Marken, Produktnamen, Gebrauchsnamen, Handelsnamen, Warenbezeichnungen u.s.w. in diesem Werk berechtigt auch ohne besondere Kennzeichnung nicht zu der Annahme, dass solche Namen im Sinne der Warenzeichen- und Markenschutzgesetzgebung als frei zu betrachten wären und daher von jedermann benutzt werden dürften.

Information bibliographique publiée par la Deutsche Nationalbibliothek: La Deutsche Nationalbibliothek inscrit cette publication à la Deutsche Nationalbibliografie; des données bibliographiques détaillées sont disponibles sur internet à l'adresse http://dnb.d-nb.de.

Toutes marques et noms de produits mentionnés dans ce livre demeurent sous la protection des marques, des marques déposées et des brevets, et sont des marques ou des marques déposées de leurs détenteurs respectifs. L'utilisation des marques, noms de produits, noms communs, noms commerciaux, descriptions de produits, etc, même sans qu'ils soient mentionnés de façon particulière dans ce livre ne signifie en aucune façon que ces noms peuvent être utilisés sans restriction à l'égard de la législation pour la protection des marques et des marques déposées et pourraient donc être utilisés par quiconque.

Coverbild / Photo de couverture: www.ingimage.com

Verlag / Editeur:
Presses Académiques Francophones
ist ein Imprint der / est une marque déposée de
OmniScriptum GmbH & Co. KG
Heinrich-Böcking-Str. 6-8, 66121 Saarbrücken, Deutschland / Allemagne
Email: info@presses-academiques.com

Herstellung: siehe letzte Seite /
Impression: voir la dernière page
ISBN: 978-3-8416-2648-6

Copyright / Droit d'auteur © 2013 OmniScriptum GmbH & Co. KG
Alle Rechte vorbehalten. / Tous droits réservés. Saarbrücken 2013

UNIVERSITÉ DE NANTES

FACULTÉ DE MÉDECINE

Année 2005   N°

THÈSE

pour le

DIPLÔME D'ÉTAT DE DOCTEUR EN MÉDECINE

Qualification en Médecine Générale

par

Edouard CLOTTEAU

Né le 18/01/1977 au Mans

Présentée et soutenue publiquement le 14 Juin 2005

RÔLE DES MÉDICAMENTS DANS LE DÉVELOPPEMENT DE L'HYPERTHERMIE MALIGNE PAR COUP DE CHALEUR; ÉTUDE À PARTIR DE 41 CAS AUX URGENCES ADULTES DE L'HÔPITAL DU MANS.

Président du jury : Monsieur le Professeur P. Le Conte
Directeur de thèse : Monsieur le Docteur P. Bourrier

Merci à **Monsieur le Professeur P. LE CONTE**,
PU-PH au sein du Pôle Urgence, CHU de Nantes,
Qui m'a fait l'honneur de présider cette thèse,
Qu'il reçoive ici toute ma considération.

Merci à **Monsieur Le Docteur P. BOURRIER**,
Praticien hospitalier aux urgences, CH du Mans,
Qui a été mon directeur de thèse,
Qu'il reçoive ici toute ma reconnaissance.

Merci à **Monsieur Le Professeur G. POTEL**,
Chef de service du Pôle Urgence, CHU de Nantes,
Qui m'a fait l'honneur de participer au jury de cette thèse,
Qu'il reçoive ici toute ma considération.

Merci à **Monsieur Le Professeur O. RODAT**,
Chef de service du Pôle Gériatrie, CHU de Nantes,
Qui m'a fait l'honneur de participer au jury de cette thèse,
Qu'il reçoive ici toute ma considération.

PLAN

I/ INTRODUCTION 9

II/ PHYSIOLOGIE DE LA THERMORÉGULATION 11

  2.1 INTRODUCTION 11

  2.2 LES APPORTS DE CHALEUR 12
      2.2.1 La thermogenèse 12
      2.2.2 Les apports extérieurs de chaleur 13

  2.3 LA DÉPERDITION DE CHALEUR OU THERMOLYSE 13
      2.3.1 La déperdition par conduction 13
      2.3.2 La déperdition par convection 13
      2.3.3 La déperdition par rayonnement 14
      2.3.4 La déperdition par évaporation d'eau 14

  2.4 LES ÉLÉMENTS ANATOMIQUES SUR LESQUELS PORTE LA RÉGULATION THERMIQUE 16
      2.4.1 Les foyers de thermogenèse 16
      2.4.2 Les surfaces de déperdition calorique 16
      2.4.3 Topographie thermique : notion d'enveloppe et de noyau central 16
      2.4.4 Les variations physiologiques de la température du noyau central 17

  2.5 LE RÔLE DU SYSTÈME NERVEUX DANS LA RÉGULATION THERMIQUE 18
      2.5.1 Les récepteurs thermiques 18
      2.5.2 L'intégration des informations thermiques : les centres nerveux thermorégulateurs 19
      2.5.3 Les systèmes de commande des réactions thermorégulatrices 19

  2.6 LA LUTTE CONTRE LE FROID 20
      2.6.1 Augmentation de la thermogenèse 20
      2.6.2 Adaptation des modalités de déperdition calorique 21

  2.7 LA LUTTE CONTRE LA CHALEUR 22

  2.8 LES LIMITES DE L'HOMÉOTHERMIE 23

III/ **HYPERTHERMIE MALIGNE PAR COUP DE CHALEUR** 25

3.1 GÉNÉRALITÉS 25

3.2 DÉFINITION 28

3.3 INCIDENCE 29

3.4 PATHOGÉNIE 29

3.5 PHYSIOPATHOLOGIE 32

3.6 FACTEURS DE RISQUE 33
- 3.6.1 Facteurs personnels 33
- 3.6.2 Pathologies existantes 34
- 3.6.3 Médicaments et drogues 36
- 3.6.4 Facteurs environnementaux 36
- 3.6.5 Tableau récapitulatif des facteurs de risque 37

3.7 PRÉSENTATION CLINIQUE ET BIOLOGIQUE, COMPLICATIONS 38

3.8 ÉVOLUTION ET PRONOSTIC 40

3.9 TRAITEMENT ET PRÉVENTION 41
- 3.9.1 Traitement 41
- 3.9.2 Prévention 44

IV/ **MÉDICAMENTS ET HYPERTHERMIE** 47

4.1 GÉNÉRALITÉS 47

4.2 LES ANTAGONISTES CHOLINERGIQUES 49

4.3 LES NEUROLEPTIQUES 52

4.4 LES ANTIDÉPRESSEURS 55

4.5 LES AMINES ET AGONISTES SYMPATHOMIMÉTIQUES 56

4.6 LES ANTIHISTAMINIQUES 60

4.7 LES AGONISTES SÉROTONINERGIQUES 61

4.8 LES HORMONES THYROÏDIENNES 62

4.9 LES DROGUES 62
    4.9.1 Amphétamines et dérivés 62
    4.9.2 Cocaïne 63
    4.9.3 Cannabis 64

4.10 LES DIURÉTIQUES 65

4.11 TABLEAU RÉCAPITULATIF 67

V/ ÉTUDE À PARTIR DE 41 CAS D'HYPERTHERMIE MALIGNE PAR COUP DE CHALEUR 71

5.1 MATÉRIEL ET MÉTHODES 71

5.2 RÉSULTATS 73
    5.2.1 Profil des échantillons 73
    5.2.2 Les antécédents 76
    5.2.3 Les caractéristiques cliniques et biologiques 77
    5.2.4 Les médicaments "à risque" 81

5.3 DISCUSSION 83

VI/ CONCLUSION 91

ANNEXE 1 92
ANNEXE 2 97
ANNEXE 3 99

BIBLIOGRAPHIE 103

I/ INTRODUCTION

«…presque tous les hommes meurent de leurs remèdes, et non pas de leurs maladies.»
Molière, *Le malade imaginaire*, Acte III scène 3

La conférence nationale de santé a, depuis 1977, constamment retenu dans ses dix priorités, la réduction de l'incidence des accidents iatrogènes évitables, médicamenteux ou non.

En août 2003, des conditions climatiques exceptionnelles se sont installées en Europe, responsables d'une véritable canicule. La France, qui a particulièrement été touchée, a ainsi connu une vague de chaleur d'une intensité et d'une durée sans précédent depuis le début des enregistrements météorologiques au 19e siècle. Cette vague de chaleur s'est accompagnée d'une vague de surmortalité à court terme d'une importance également exceptionnelle, puisque par rapport aux années précédentes 14 802 décès en excès ont été enregistrés entre le 01 et le 20 août 2003.[5]
Les premières observations ont permis de constater que les victimes étaient généralement des personnes âgées et/ou socialement isolées. Mais l'analyse plus détaillée des caractéristiques épidémiologiques de la surmortalité liée à la canicule d'août 2003, et surtout des déterminants, a permis de soulever la question du rôle favorisant et/ou déclenchant de certains médicaments. En effet de nombreux rapports ou études évoquent le rôle iatrogène des psychotropes et/ou des diurétiques.
Parmi les causes de mortalité liée à la chaleur, les décès liés à des pathologies chroniques sous-jacentes étaient les plus fréquents, avec en premier lieu les maladies cardiovasculaires (infarctus du myocarde, insuffisance cardiaque décompensée, accidents vasculaires cérébraux …) puis les maladies respiratoires. La canicule a également été à l'origine de pathologies spécifiques, induites directement par la chaleur, dont l'hyperthermie maligne par coup de chaleur. Entre le 08 et le 19 août 2003, 2 851 décès par coup de chaleur ont été recensés dans les établissements de santé.
Dans la littérature, le rôle favorisant de certains médicaments dans le développement d'une hyperthermie maligne par coup de chaleur est clairement décrit. Mais peu d'études se sont intéressées au rôle prépondérant des médicaments, par rapport aux autres facteurs de risque, dans la pathogénie de cette maladie.

Dans ce contexte, nous avons conduit une étude dont les objectifs étaient de décrire les cas d'hyperthermie maligne par coup de chaleur recensés aux urgences du centre hospitalier du Mans, et d'analyser leurs facteurs de risque et plus particulièrement les médicaments, en les comparant aux facteurs de risque d'une population témoin. Les facteurs de risque au développement d'un coup de chaleur étaient-ils identiques dans les deux populations? Par rapport à la population témoin, y avait-il plus de prises médicamenteuses "à risque" chez les victimes d'hyperthermie maligne par coup de chaleur? Quelles classes de médicaments "à risque" étaient les plus fréquemment liées aux coups de chaleur?

Avant d'aborder cette étude réalisée aux urgences adultes de l'hôpital du Mans et ses résultats, nous ferons un rappel des mécanismes physiologiques de la thermorégulation, puis nous détaillerons les caractéristiques de la pathologie d'hyperthermie maligne par coup de chaleur. Enfin nous consacrerons un chapitre à une revue de la littérature des différentes molécules, utilisées en thérapeutique ou comme toxiques, qui entraînent une hyperthermie chez l'Homme, ou qui, par interférence avec les systèmes de thermorégulation, sont susceptibles de favoriser le développement d'un coup de chaleur en ambiance chaude.

II/ PHYSIOLOGIE DE LA THERMORÉGULATION

2.1 INTRODUCTION

Le monde animal se divise en deux grandes catégories d'espèces :
Chez les unes, ce sont les invertébrés, les poissons, les batraciens et les reptiles, espèces dites poïkilothermes, la température interne n'est que légèrement supérieure à la température ambiante, mais surtout elle est variable et suit les variations de la température extérieure.

Chez les autres, espèces dites homéothermes, la température interne est stable en dépit des variations de la température extérieure. L'homéothermie est alors liée à une fonction bien particulière, caractérisée par l'existence de systèmes de régulation complexes, mais parfaitement adaptés, acquis ou apparus au cours de l'évolution phylogénique des espèces.

L'Homme appartient à cette catégorie des homéothermes. Toutefois, les capacités thermorégulatrices sont extrêmement variables d'un individu à l'autre, d'une collectivité humaine à une autre. Cela tient au fait que l'Homme, par son intelligence et par ses facultés créatrices, tend à s'affranchir des variations de la température extérieure, en créant autour de son individu un milieu dont la température est pratiquement constante. C'est le rôle des vêtements qui isolent la surface cutanée d'une ambiance froide, créant une lame d'air sous-vestimentaire dont la température est indépendante de celle du milieu extérieur. C'est aussi ce que l'Homme cherche à atteindre par la climatisation de l'espace limité dans lequel il séjourne. Il en résulte que chez l'Homme, et spécialement chez l'Homme habitué au confort de la vie dite civilisée, les capacités thermorégulatrices sont souvent "émoussées", car elles ne sont habituellement pas, ou peu, sollicitées.

Chez les espèces homéothermes, la constance de la température corporelle est donc liée à une fonction : la régulation thermique.[1]

La température normale du corps humain au repos est de 36° à 37,5 °C. Chez l'Homme en bonne santé, elle se maintient avec une bonne précision dans cette zone, grâce à l'équilibre entre les apports et les pertes de chaleur. Tout le mécanisme de la régulation thermique tient en la réalisation de l'égalité entre la production et la déperdition de chaleur, l'une et l'autre étant chez l'homéotherme des grandeurs réglables et adaptables.[1]

2.2 LES APPORTS DE CHALEUR

Les apports de chaleur proviennent du métabolisme de l'organisme (c'est la thermogenèse) et dans certaines circonstances d'un apport extérieur.

2.2.1 La thermogenèse

La thermogenèse correspond à la production de chaleur issue du métabolisme de l'organisme. Toutes les activités métaboliques produisent de la chaleur. La production se fait donc dans tous les tissus, et ce de façon d'autant plus importante que le métabolisme est plus actif.[2]

	Masse (kg)	Masse (%)	Production de chaleur (w.kg^{-1})	% de la production totale
Territoire splanchnique (foie, intestin…) pendant la phase de jeûne	2.6	4.1	6.5	20.4
Rein	0.3	0.5	20	7.2
Cerveau	1.4	2.2	10.9	18.4
Téguments	3.6	5.7	1.1	4.8
Muscles Squelettiques (*)	31	49.2	0.5	20
Myocarde	0.3	0.5	36.7	13.2
Squelette et autres tissus	23.8	37.8	0.6	0.2
Total	63	100	1.3	100

(*) Il s'agit des muscles au repos (le muscle actif produit beaucoup plus de chaleur)

Tableau 1. — *Valeurs approximatives de la production énergétique des principaux tissus ou organes, chez un sujet adulte au repos.*[3]

Si dans certains organes comme le foie ou le cœur, la production de chaleur est relativement constante, d'autres, comme les muscles squelettiques, contribuent de manière très variable à la production de chaleur : faible au repos, elle est très importante à l'exercice. Ainsi les efforts brefs et très intenses peuvent, momentanément, multiplier la production de chaleur de repos par 10 ou par 16.[2]

2.2.2 Les apports extérieurs de chaleur

Le corps peut recevoir de la chaleur à partir d'objets plus chauds que lui-même : du soleil, ou du sol surchauffé par radiation directe; du ciel par radiation réfléchie. Ce type d'apport de chaleur est indépendant de la température de l'air. La quantité de chaleur apportée par radiation est réduite chez le sujet habillé de vêtements plus ou moins réfléchissants ou qui se met à l'ombre.

Par ailleurs, lorsque la température de l'air dépasse la température de la peau, il s'établit un flux calorique de l'ambiance vers l'organisme (phénomènes de convection et conduction, cf. infra).[2]

2.3 LA DÉPERDITION DE CHALEUR OU THERMOLYSE

Les modalités de la déperdition calorique sont nombreuses et d'importance variable.[1-4]

2.3.1 La déperdition par conduction

C'est l'échauffement des molécules du milieu ambiant par leur contact direct avec la surface du corps chaud ou avec d'autres molécules déjà réchauffées à son contact. Cette modalité de déperdition n'est efficace que si la température de l'ambiance est inférieure à celle de la surface du corps chaud. En général, le milieu ambiant est l'air et ce dernier est un mauvais conducteur de la chaleur. Ainsi si les pertes thermiques par conduction comptent pour 10 à 15 % des pertes thermiques en conditions normales, elles peuvent être considérées comme négligeables en environnement chaud.

2.3.2 La déperdition par convection

A l'inverse de la précédente, la déperdition par convection est une modalité importante et efficace. Elle procède du renouvellement des molécules du milieu ambiant qui se sont échauffées au contact de la peau. Ce renouvellement peut être assuré soit par le déplacement du fluide ambiant (ventilation), soit par celui du sujet. En conditions normales, 15 % des pertes thermiques se font par convection avec l'air. L'interposition d'une couche isolante (vêtements…) entre la peau et le milieu ambiant réduit, ou peut même supprimer, la déperdition calorique par convection. Il est facile d'apprécier l'efficacité de cette modalité de la déperdition calorique : un froid, même très vif (-10° ou -15 °C), facilement supportable par un sujet modérément couvert, par temps calme, devient intolérable lorsqu'il s'accompagne d'un vent violent.

Le débit de la déperdition calorique par convection est d'autant plus grand qu'est plus grande la différence de température entre le milieu ambiant froid et la surface du corps chaud. Ce débit est nul lorsqu'il y a égalité. Mais le sens des échanges thermiques peut s'inverser si le milieu ambiant est à une température supérieure à celle de la peau. On se trouve alors dans le cas d'un apport extérieur de chaleur.

2.3.3 La déperdition par rayonnement

La surface corporelle émet un rayonnement voisin du rayonnement infrarouge qui, lorsqu'il rencontre un obstacle, produit de la chaleur. Cette déperdition par rayonnement dépend du pouvoir émissif de la surface. Elle peut être supprimée ou diminuée par un isolement convenable (poils, vêtements, etc.).
Les échanges par radiation représentent habituellement 55 à 65 % de la perte de chaleur.
Mais, comme nous l'avons déjà évoqué précédemment, cette déperdition par rayonnement peut être compensée par la réception d'un rayonnement de même type et cela même si la température de l'air ambiant est basse et très inférieure à celle du corps chaud (rayonnement solaire, exposition devant un radiateur). Aussi selon les conditions ambiantes, on parlera tantôt de gain de chaleur par rayonnement, tantôt de déperdition de chaleur par rayonnement.

2.3.4 La déperdition par évaporation d'eau

L'eau est le constituant essentiel de la matière vivante (60 à 70 % du poids du corps) et une partie des surfaces de l'organisme qui sont en contact avec l'air ambiant sont recouvertes d'une couche liquidienne dont l'eau est le constituant principal. Telles sont les muqueuses des voies respiratoires et de l'oropharynx, et telle est également la surface cutanée.
Comme l'air ambiant n'est habituellement pas saturé en vapeur d'eau, il en résulte une évaporation au niveau des surfaces qui sont en contact direct avec lui. On distingue la déperdition calorique par évaporation respiratoire et celle par évaporation cutanée.
Environ 20 % de la chaleur corporelle est évacuée par évaporation.

- évaporation respiratoire

Le gaz expiré quitte l'organisme à 37 °C et saturé en vapeur d'eau; celle-ci provient essentiellement de l'évaporation au niveau des muqueuse respiratoires. Si l'air inspiré est sec l'évaporation respiratoire sera maximale. S'il est déjà saturé en vapeur d'eau, elle sera nulle.
A noter qu'une petite partie de la chaleur de l'organisme est également perdue par voie respiratoire du fait du réchauffement de l'air inspiré à la température du corps (par conduction-convection) : c'est pourquoi une augmentation de la ventilation augmente la thermolyse (particulièrement lorsque l'air inspiré est froid et sec).

- évaporation cutanée

On distingue 2 modalités d'évaporation cutanée:

- la **perspiration cutanée insensible** : c'est le passage d'eau par diffusion à travers l'épiderme (insensible car ne se voit pas et non ressentie par le sujet). Elle a lieu sur tout le revêtement cutané.

- la **sudation** qui est un mécanisme très important de perte d'eau et de chaleur.
Il existe deux sortes de glandes sudoripares chez l'Homme.
D'une part les glandes eccrines que l'on retrouve sur tout le revêtement cutané et qui sécrètent une solution de chlorure de sodium, d'urée et d'acide lactique. Les glandes eccrines sont plus nombreuses par unité de surface au niveau des paumes et des plantes de pieds, très nombreuses aussi au niveau de la face et de la tête. Elles sont innervées par des fibres cholinergiques convoyées par les nerfs sympathiques.
D'autre part les glandes apocrines, qui sont associées aux follicules pileux. Elles siègent principalement au niveau des aisselles, autour des mamelons, et chez la femme au niveau des grandes lèvres et du pubis. Les glandes apocrines ne dépendent pas des nerfs sécrétoires, elles sont mises en jeu par l'adrénaline du sang.

C'est l'évaporation de la sueur et de la perspiration cutanée insensible qui occasionne une perte de chaleur de l'organisme. En l'absence d'évaporation, quand la sueur est épongée ou ruisselle simplement, quand l'atmosphère ambiante est saturée en vapeur d'eau par exemple, il n'y a pas de perte de chaleur. La sudation n'est plus alors qu'une perte de liquide sans aucune utilité.

La déperdition par évaporation est essentielle dans la thermorégulation de l'Homme. Ainsi si l'organisme supporte une ambiance sèche où la température est de 115° à 126 °C sans que sa température profonde n'augmente, il suffit d'un séjour d'un quart d'heure dans une pièce où la température est de 55 °C et saturée d'humidité, pour que la température du corps monte à 37,7 °C.[2]

2.4 LES ÉLÉMENTS ANATOMIQUES SUR LESQUELS PORTE LA RÉGULATION THERMIQUE

2.4.1 Les foyers de thermogenèse

Comme nous l'avons évoqué précédemment, toute cellule, siège d'un métabolisme oxydatif, produit de la chaleur. Mais il existe des différences considérables dans le degré d'activité des différents tissus et leur part respective dans la thermogenèse est très inégale. C'est ainsi que la participation du tissu conjonctif, et celle du tissu adipeux, peuvent être considérées comme négligeables. De plus dans certains organes comme le foie, le cœur et le système nerveux central, la production de chaleur est relativement constante.

Ainsi le rôle essentiel est dévolu au tissu musculaire (muscles striés squelettiques) non seulement en raison de sa masse quantitative, mais surtout parce qu'il est le siège d'une thermogenèse réglable, par les variations de son activité tonique, par le frisson et par la production de chaleur qui accompagnent l'exécution du travail mécanique.[1,2]

2.4.2 Les surfaces de déperdition calorique

Ce sont celles qui sont en contact avec le milieu extérieur, c'est-à-dire les **voies aériennes et la peau**, tout au moins les zones cutanées qui ne sont pas protégées par des vêtements.

D'une manière générale, le sang, qui joue le rôle d'un transporteur de chaleur, en repart moins chaud (sang veineux) qu'il ne l'était à l'arrivée (sang artériel) et ces surfaces d'échange se refroidissent. Chez l'Homme, le système vasculaire est particulièrement adapté à ces échanges thermiques au niveau de la face, des mains et des pieds, dont la température superficielle s'abaisse lorsque diminue la température extérieure, alors que la température des organes profonds demeure stable.[1]

2.4.3 Topographie thermique : notion d'enveloppe et de noyau central

Il résulte des considérations précédentes que la notion d'homéothermie n'est que relative. La température corporelle n'est pas la même en tous points. Schématiquement on distingue les surfaces de déperdition calorique, et donc la peau essentiellement, qui constituent "l'enveloppe" dont la température est variable et s'abaisse en général avec la diminution de la température du milieu ambiant; et à l'opposé, les organes profonds qui constituent "le noyau central", protégé par l'enveloppe, et dont la température est sensiblement fixe.[1,3]

2.4.4 Les variations physiologiques de la température du noyau central

Le noyau central, maintenu à une température constante grâce à la régulation thermique, présente cependant des petites variations de température qui sont physiologiques.

- **variations nycthémérales**

Chez l'Homme, la température rectale varie de 36 °C à 37,5 °C. Le minimum se situe le matin vers 06 heures, le maximum le soir, vers 18 heures. Au cours du cycle circadien de la température on peut observer une variation allant jusqu'à 1,5 °C.[1,2] L'augmentation normale de la température au cours de la journée est liée à l'activité musculaire et à la production de chaleur associée. Pendant le sommeil, la température diminue en partie à cause de l'état de repos.[2]

- **âge**

Chez le nouveau-né, le développement du système nerveux n'est pas achevé à la naissance et la fonction thermorégulatrice est encore imparfaite.
Chez les nourrissons la température est d'abord assez irrégulière, sa périodicité s'établit peu à peu, en même temps que se développent des périodes régulières d'activité et de repos. De plus, comme chez les nouveau-nés, le système nerveux est immature et la température n'est qu'imparfaitement réglée : une crise de hurlements suffit à l'élever; un bain froid peut l'abaisser de 4 °C. Si le nourrisson se refroidit facilement, il est aussi beaucoup plus sensible à la chaleur que l'adolescent ou l'adulte.
Chez le sujet âgé, la température est un peu au-dessous de ce qu'elle est chez l'adulte: l'activité est moindre, la circulation est réduite, les possibilités de régulation face aux changements de température ambiante sont également diminuées.

- **sexe et cycle menstruel**

Dans la population féminine, la température corporelle est supérieure de 0,2 °C en moyenne à la population masculine. De plus chez la femme la température varie en fonction de l'activité génitale. Ainsi pendant les menstrues la température moyenne descend à son minimum. Elle monte peu à peu pendant les 14 jours qui suivent, et au moment de l'ovulation on note une légère élévation thermique caractéristique (+ 0,3° à 0,5 °C).[1-3]

- exercice musculaire

Toute activité musculaire s'accompagne d'un accroissement de la thermogenèse. C'est ainsi que la température rectale atteint 38° à 38,5 °C chez les joueurs, à l'issue d'un match de football ou de rugby. On a pu relever chez des athlètes venant d'effectuer un 5 000 m des températures de 40° à 41 °C. Cette hyperthermie est transitoire et le retour à une température normale est acquis dans l'heure qui suit la cessation de l'exercice.[1,2]

- l'alimentation, le stress, l'émotion et la colère

L'alimentation, par l'augmentation du métabolisme, aboutissant à une thermogenèse accrue, peut augmenter la température au maximum de 0,5 °C. Le stress, l'émotion et la colère, par le biais de la libération de catécholamines et notamment de la noradrénaline, seraient capables d'augmenter la température au maximum de 0,5 °C.

2.5 LE RÔLE DU SYSTÈME NERVEUX DANS LA RÉGULATION THERMIQUE

Qu'il s'agisse de la lutte contre le froid ou de la lutte contre la chaleur, les modalités de la thermorégulation mettent en œuvre des réactions de l'organisme dont la commande est de nature nerveuse.
Cette participation du système nerveux à la régulation thermique se fait à 3 niveaux :
- dans la perception des informations (via les récepteurs thermiques)
- dans leur intégration
- dans la commande des réactions régulatrices

2.5.1 Les récepteurs thermiques

On distingue 2 types de récepteurs thermiques :
D'une part les **récepteurs thermiques de la peau**, dévolus spécifiquement à la thermosensibilité discriminative cutanée, qui nous permettent de définir le caractère thermique d'un corps grâce à la sensation de chaud ou de froid que l'on éprouve à son contact. La température cutanée que l'on peut qualifier d'indifférente se situe autour de 33 °C.[1] C'est celle pour laquelle le sujet n'éprouve ni sensation de chaud, ni sensation de froid; mais tout écart à partir de cette température produit une activation préférentielle des récepteurs au chaud ou des récepteurs au froid.
D'autre part des **récepteurs thermiques hypothalamiques**, avec des récepteurs au chaud localisés dans l'hypothalamus antérieur (régions pré-optique et supra-optique), et des récepteurs au froid localisés en arrière des précédents et débordant dans

l'hypothalamus moyen. Ces récepteurs centraux hypothalamiques détectent les variations de température du sang qui irrigue l'hypothalamus.[1-3]

2.5.2 L'intégration des informations thermiques: les centres nerveux thermorégulateurs

C'est dans l'hypothalamus que se fait l'intégration des informations en provenance de tous les récepteurs de la sensibilité thermique, qu'ils soient périphériques (thermorécepteurs cutanés) ou centraux (thermorécepteurs hypothalamiques). C'est là que s'élabore la coordination des diverses réactions synergiques, mises en jeu pour lutter soit contre le froid, soit contre le chaud, et cela en fonction de la nature des informations recueillies et d'un "point de consigne" qui sert de température de référence (mode de fonctionnement d'un thermostat). Ce "point de consigne" est situé dans l'aire pré-optique et est réglé aux alentours de 37 °C. Cependant cette température de référence peut varier selon les circonstances physiologiques (cf. supra) ou pathologiques.

Les neurones de l'hypothalamus antérieur apparaissent comme le centre nerveux thermorégulateur de la lutte contre le chaud, alors que les neurones de l'hypothalamus postérieur constituent dans leur ensemble les centres nerveux thermorégulateurs de la lutte contre le froid.[1]

2.5.3 Les systèmes de commande des réactions thermorégulatrices

Il s'agit de tous les circuits nerveux qui, à partir des structures hypothalamiques où se fait l'intégration des informations thermiques au service de la fonction thermorégulatrice, se rendent aux organes effecteurs : muscles striés squelettiques, vaisseaux cutanés, glandes sudoripares, etc.

La plupart de ces circuits appartiennent au **système nerveux végétatif ortho-sympathique**, les autres, ceux du frisson, sont du domaine de la motricité extra-pyramidale.[1]

Et dans le système nerveux végétatif orthosympathique, tous les neurones post-ganglionnaires sont adrénergiques, sauf les **neurones destinés aux glandes sudoripares**, aux muscles piloérecteurs et à quelques rares vaisseaux sanguins, qui **sont des neurones cholinergiques**.

Il est à signaler que l'hypothalamus contient à concentration élevée de la noradrénaline, de la dopamine et de la 5-hydroxytryptamine (5-HT ou sérotonine). Des expériences sur des animaux ont montré que l'injection de ces amines en intra-ventriculaire entraînait, selon les espèces et les amines, une augmentation ou une diminution de la température. On ne connaît pas tous les effets de l'injection de ces amines chez l'Homme. Mais il est fort probable que leur libération contribue à la thermorégulation aussi bien à l'état normal qu'au cours des fièvres, mais les faits dont on dispose actuellement ne permettent pas de conclure de façon assurée.[2]

2.6 LA LUTTE CONTRE LE FROID

Placé en ambiance froide, l'Homme augmente sa déperdition calorique. Malgré une adaptation des modalités de cette déperdition, la conservation de l'homéothermie du noyau central ne pourra être assurée que par une augmentation de la thermogenèse.

2.6.1 Augmentation de la thermogenèse

Sous l'effet du froid, l'organisme augmente de façon spécifique sa thermogenèse. Il s'agit d'une chaleur réglable puisque l'augmentation de la production calorique est, tout au moins dans un premier temps, d'autant plus importante que l'ambiance extérieure est à plus basse température.

Nous avons déjà signalé l'importance du tissu musculaire strié dans l'augmentation de la thermogenèse.
Les enregistrements électromyographiques ont montré que, lorsque l'homéotherme est soumis à l'action du froid (ambiance froide, ingestion d'eau glacée), le tonus des muscles squelettiques augmente dans un premier temps et qu'apparaît ensuite une activité musculaire spéciale : **le frisson**.
D'abord localisé aux muscles de la face, particulièrement aux muscles masticateurs (le sujet claque des dents), de la nuque et de la ceinture scapulaire, maximum au moment de l'inspiration, le frisson se généralise ensuite à tous les muscles et devient ininterrompu.
De plus toute **activité musculaire volontaire** permet également d'accroître la thermogenèse (réaction comportementale).[1]
N.B : il existe chez le nouveau-né une thermogenèse sans frisson, mise en jeu dans la graisse brune par l'activité sympathique.[2]

Au niveau hormonal, on constate également deux importantes modifications chez l'Homme lors d'une exposition au froid.
L'exposition à une ambiance froide stimule de manière réflexe la **sécrétion d'adrénaline et de noradrénaline** par la médullosurrénale. On sait que ces hormones médullosurrénales augmentent la consommation d'oxygène et, par conséquent, la thermogenèse. Cette action calorifique est rapide. De plus, l'adrénaline et la noradrénaline renforcent considérablement le frisson en l'intensifiant, et donc majorent la thermogenèse d'origine musculaire.[1]
Sous l'action du froid, on constate aussi une **stimulation de la sécrétion de thyréolibérine hypothalamique (TRH) et de thyréostimuline hypophysaire (TSH)**, d'où un accroissement de l'activation de la glande thyroïde. Il en résulte une mobilisation du glycogène hépatique, une augmentation de la néoglucogenèse, et une augmentation de la thermogenèse. Par contre, à la différence des hormones médullo-surrénales, les effets calorifiques des hormones thyroïdiennes ne se manifestent qu'avec lenteur.[2]

Enfin le froid augmente la faim, et donc l'apport alimentaire, ce qui favorise la production de chaleur par augmentation du métabolisme.

2.6.2 Adaptation des modalités de déperdition calorique

Il s'agit des adaptations de la circulation cutanée.
Au niveau des membres, nous possédons un système d'échange de chaleur à contre-courant, entre le sang artériel chaud et le sang veineux refroidi qui parcourt les veines satellites. Grâce à ces échanges thermiques par contre-courant, le sang artériel se refroidit au fur et à mesure qu'il progresse vers la périphérie des membres, tandis que le sang veineux en provenance des extrémités se réchauffe. Ce refroidissement préalable du sang artériel permet la limitation de déperdition de chaleur et contribue donc à économiser des calories. Cette économie a pour conséquence le refroidissement des extrémités. L'efficacité de ce mécanisme économiseur de la déperdition calorique est d'autant plus grande que le débit sanguin au niveau des surfaces de déperdition est faible.

Ainsi en ambiance froide, on observe une **vasoconstriction cutanée**, qui débute au niveau des surfaces directement en contact avec l'extérieur (peau des mains, des pieds, de la face), d'apparition très rapide, et qui s'étend par la suite à toute la surface cutanée si la durée d'exposition au froid se prolonge. Il résulte de cette vasoconstriction cutanée une diminution du débit sanguin de la peau, ce qui a pour conséquences :

- de diminuer l'apport des calories au niveau des surfaces de déperdition
- de faciliter le pré-refroidissement du sang artériel
- de faciliter l'abaissement de la température de la peau, c'est-à-dire de sacrifier la température de l'enveloppe au bénéfice du noyau central
- de déplacer une partie de la masse des liquides extra-cellulaires de la peau (et du tissu sous-cutané) vers les organes profonds, ce qui entraîne une inhibition réflexe de la sécrétion d'hormone anti-diurétique (ADH) et explique la polyurie fréquemment observée au cours de l'exposition au froid

Enfin la perte de chaleur est également réduite par la fine couche de graisse sous-cutanée, qui est un excellent isolant. En ambiance froide, la peau se refroidit d'autant plus et le noyau central d'autant moins que la couche adipeuse sous-cutanée est plus épaisse.
D'où le rôle prépondérant des vêtements, puisque l'Homme pallie l'insuffisance des propriétés isolantes thermiques de son système pileux (l'horripilation existe chez l'Homme mais son effet est nul) ou de son tissu adipeux sous-cutané par les vêtements.[1]

2.7 LA LUTTE CONTRE LA CHALEUR

Théoriquement deux moyens devraient permettre d'assurer la constance de la température d'un Homme lorsqu'il est placé dans un milieu dont la température est supérieure à celle de la neutralité thermique : diminuer sa thermogenèse et augmenter sa déperdition calorique.
En fait, la première éventualité ne peut être retenue. L'expérience, en effet, démontre que la consommation d'oxygène (et par conséquent la thermogenèse) ne passe par sa valeur minimum que lorsque sont remplies les conditions du métabolisme de base parmi lesquelles la température est un des éléments de première importance. Lorsque celle-ci s'élève au-dessus de la zone de neutralité thermique, la dépense énergétique ne diminue pas, mais au contraire augmente et cela en raison du coût de la mise en jeu des mécanismes de la thermorégulation en zone chaude.
C'est donc par une augmentation de la déperdition calorique que peut être réalisée la régulation thermique.

Comme nous l'avons vu précédemment, ni la conduction, ni la convection, ni le rayonnement ne sont des modalités efficaces de la thermolyse lorsque la température ambiante s'élève au-dessus de 30° à 35 °C, et ces modalités d'échange de chaleur contribuent, au contraire, à apporter des calories supplémentaires.
Il reste donc l'évaporation d'eau avec la perspiration cutanée insensible et surtout la sécrétion sudorale. Les quantités de sueur émises sont fonction des besoins de la thermolyse, elles peuvent atteindre plusieurs litres par jour.[1]

L'extrême importance de la sudation apparaît bien d'après les observations qui ont été faites sur un sujet atteint d'une absence congénitale des glandes sudoripares. En hiver sa régulation de température était normale; mais en été elle était tout à fait insuffisante. C'est ainsi qu'en juillet et en août sa température centrale le matin était de 36,1 °C mais en fin d'après-midi elle atteignait 39,2 °C. Ce malade et un sujet sain furent exposés nus dans une ambiance chaude et humide pendant 30 min avec les résultats suivants :

	Température cutanée	Température buccale	Perte de poids par voies cutanée et pulmonaire	Volume urinaire
Ambiance normale :				
Malade................	33,9 °C	36,9 °C		
Contrôle..............	32,7 °C	36,9 °C		
Ambiance chaude et humide :				
Malade................	40,0 °C	38,6 °C	22	270 ml
Contrôle..............	37,6 °C	37,0 °C	262	10 ml

La peau du malade restait sèche, il se sentait mal et haletait comme un chien; sa diurèse était augmentée; sa température était montée à 38,6 °C. Au contraire le sujet témoin suait à profusion, avait une diurèse faible, et maintenait sa température corporelle à la normale.[2]

Au niveau de la circulation sanguine, on observe, à l'inverse de ce qui se passe dans la lutte contre le froid, une **vasodilatation cutanée**. L'efficacité thermolytique de cette vasodilatation cutanée est réduite. Mais cette augmentation du débit sanguin dans la peau augmente la charge hydrique de l'enveloppe, ce qui favorise la sécrétion sudorale.

Enfin il existe des **mécanismes passifs de lutte contre la chaleur** auxquels l'Homme fait instinctivement appel : recherche d'endroits frais et ventilés, ingestion de boissons froides, et surtout diminution volontaire de la thermogenèse par la réduction de l'activité musculaire.
En ambiance chaude on constate également une **inhibition des sécrétions d'adrénaline et de thyroxine**.[1]

2.8 LES LIMITES DE L'HOMÉOTHERMIE

Comme tout phénomène physiologique, il existe une limite à l'efficacité des mécanismes thermorégulateurs. On peut ainsi définir une **température critique supérieure**, au-delà de laquelle le sujet entre en hyperthermie, et une **température critique inférieure**, en dessous de laquelle le sujet entre en hypothermie. Il est important de noter que la température critique supérieure est beaucoup plus proche de la zone de neutralité thermique que ne l'est la température critique inférieure; autrement dit la marge de la thermorégulation est plus importante en ambiance froide qu'en ambiance chaude. Cette différence s'explique par des mécanismes de production de chaleur plus développés et moins saturables que les mécanismes de déperdition calorique. De plus l'Homme par ses réactions comportementales réussit plus aisément à se réchauffer qu'à se refroidir (rôle de l'activité musculaire volontaire, rôle des vêtements..).

L'**hypothermie spontanée** peut néanmoins s'observer chez des sujets normaux exposés à un refroidissement excessif. L'immersion dans l'eau froide à la suite d'un naufrage ou l'exposition au froid intense par des sujets insuffisamment vêtus (au cours d'ascension en montagne ou cas des SDF) peut dépasser les possibilités des mécanismes thermorégulateurs, et la température de l'organisme diminue. A 33 °C la thermorégulation devient défaillante et entre 29° et 31 °C il y a perte de conscience. Au-dessous de 30 °C le métabolisme glucidique est ralenti voire aboli ; la respiration diminue ainsi que la fréquence cardiaque. La mort survient pour des températures centrales inférieures à 25 °C.[2]

Il existe également des **hypothermies iatrogènes**, volontaires ou non, provoquées par l'utilisation de certains médicaments ou certaines drogues. Ainsi les anesthésiques généraux, dont l'action dépressive s'exerce, entre autres, sur les centres nerveux qui commandent aux mécanismes thermogénétiques du frisson, diminuent considérablement les capacités thermorégulatrices, et induisent donc des hypothermies (d'autant plus que le sujet étant inactif, il ne peut y avoir de thermogenèse musculaire volontaire).[1]

Inversement il existe diverses situations où la température critique supérieure est dépassée; l'homéothermie ne peut plus être assurée de façon efficace, aboutissant à une **hyperthermie**. C'est le cas notamment de l'hyperthermie survenant lors d'un exercice musculaire, au cours duquel la température centrale peut atteindre 39°C voire plus. Dans certaines circonstances l'augmentation de la température est si importante que le pronostic vital est alors mis en jeu. On parle alors d'hyperthermie maligne (cf. chapitre Hyperthermie maligne par coup de chaleur).

Enfin il existe une autre situation d'hyperthermie très fréquente : **la fièvre**. La fièvre se différencie des autres cas d'hyperthermie précédemment décrits par le fait que dans la fièvre il y a une modification du niveau de consigne du thermostat hypothalamique. Au cours d'épisode fébrile, le système thermorégulateur fonctionne, mais les centres ont changé de point de référence. Au lieu de 37 °C, la régulation se fait autour d'une valeur plus élevée 38° – 39 °C, sous l'action de pyrogènes (d'origine bactérienne — Bacille Gram Négatif surtout —, virale, parasitaire, toxique, endogène). Le début de l'accès fébrile est donc marqué par des réactions thermorégulatrices de lutte contre le froid : frisson, vasoconstriction... .[3]
Les médicaments antipyrétiques tels l'acide acétylsalicylique agissent en s'opposant à l'action des pyrogènes et en "recalant" le niveau de consigne à la température de référence "normale".[2]

III/ **HYPERTHERMIE MALIGNE PAR COUP DE CHALEUR**

3.1 GÉNÉRALITÉS

Il existe de nombreux rapports et études sur les conséquences sanitaires des vagues de chaleur. Il a clairement été montré que les épisodes de vague de chaleur sont associés à une élévation de la mortalité de la population.
D'après le rapport INSERM du 25/09/2003, la canicule du début août 2003 dont a été victime la France, a été responsable d'un excès de 14 802 décès par rapport aux années précédentes.[5]
Les effets sanitaires associés à de fortes chaleurs sont divers et on distingue les effets indirects et les effets directs :

- les effets indirects : il s'agit de l'aggravation d'une maladie déjà installée ou du déclenchement d'une pathologie sous-jacente non exprimée jusqu'alors (la chaleur ne fait que contribuer au déclenchement de cette pathologie). Les effets indirects se traduisent par la décompensation de la pathologie et peuvent conduire jusqu'au décès. Les maladies concernées par ces effets indirects de la chaleur sont avant tout les pathologies du système cardiovasculaire, puis les maladies respiratoires, et le diabète.[6]

- les effets directs : il s'agit des effets directement induits, provoqués par la chaleur. Il est décrit 4 types d'effets directs de la chaleur au niveau sanitaire. Il s'agit en fait des 4 niveaux de gravité des effets sanitaires de la chaleur définis par la Croix-Rouge américaine.[6]

NIVEAU	EFFET DE LA CHALEUR	SYMPTÔMES
Niveau 1	Coup de soleil	Rougeurs et douleurs; dans les cas graves, gonflements, vésicules, fièvre, céphalées
Niveau 2	Crampes	Spasmes douloureux, généralement dans les muscles des jambes et de l'abdomen, forte transpiration
Niveau 3	Epuisement	Forte transpiration, faiblesse, froideur et pâleur de la peau, peau poisseuse, pouls faible, température normale possible, évanouissements et vomissements
Niveau 4	Coup de chaleur	Température du corps élevée ≥40,6 °C, peau sèche et chaude, pouls rapide et fort, perte de conscience possible, signes neurologiques

Tableau 2. — *Les niveaux de gravité des effets sanitaires de la chaleur*

Le niveau 4 correspond à l'hyperthermie maligne par coup de chaleur. Comme nous le verrons plus tard, cet effet direct de la chaleur peut être létal.

Il existe également des pathologies mineures provoquées par la chaleur dont :

- la dermite due à la chaleur : il s'agit d'une éruption très irritante, rouge, maculo-papuleuse, qui se produit le plus généralement sur des parties du corps recouvert par les vêtements. Elle est due à un excès de sudation.

- l'œdème des extrémités : il résulte de la vasodilatation qui se produit en réaction à la chaleur. Il survient principalement chez les patients ayant des altérations vasculaires, notamment les personnes âgées.

- la syncope due à la chaleur : elle se rapporte à l'hypotension orthostatique, et survient principalement dans les suites d'un effort physique. Les personnes âgées sont plus à risque.

Le terme d'hyperthermie maligne désigne toute situation où l'homéothermie n'est plus assurée (la température corporelle centrale augmente donc) avec mise en jeu du pronostic vital. En pratique il existe 4 types d'hyperthermie maligne :

- l'hyperthermie maligne peranesthésique : elle survient exceptionnellement au cours des anesthésies générales, surtout pendant celles associant le thiopental-succinylcholine et l'halothane, mais aussi différents halogénés (desflurane, isoflurane, methoxyflurane, sevoflurane) et le propofol. Son incidence est de 1 cas pour 200 000 anesthésies. Les manifestations cliniques sont une hyperthermie atteignant rapidement 43 °C ou plus, accompagnée de rigidité musculaire, d'hyperpnée, de cyanose, d'hypertension artérielle et de tachycardie. Sur le plan biologique il existe une acidose métabolique avec hyperkaliémie, hypocalcémie, et une élévation du taux sérique des enzymes musculaires. L'évolution spontanée se fait rapidement vers la mort dans 60 à 70 % des cas. Sa pathogénie est mal connue. Les maladies musculaires semblent y prédisposer; un facteur génétique interviendrait également (tare héréditaire à transmission dominante autosomique). Au niveau thérapeutique, les études ont montré une efficacité du dantrolène (Dantrium®), avec diminution de la mortalité à 5 % sous traitement.[7-9]

- le syndrome malin des neuroleptiques : accident grave et rare (1 cas pour 1 000 sujets traités) et pouvant survenir à tout moment du traitement. Il semble plus fréquent 5 à 15 jours après le début du traitement, avec les neuroleptiques désinhibiteurs et polyvalents, en cas d'association avec plusieurs neuroleptiques ou en cas de lithiothérapie associée. Le tableau clinique s'installe en 48 heures avec une hyperthermie importante (40° à 41 °C), une déshydratation avec sueurs et tachycardie, des troubles de la conscience, des symptômes neurologiques (rigidité, contractures, convulsions). Sur le plan biologique, on note une hyperleucocytose à polynucléaires neutrophiles et une élévation des CPK en rapport avec une rhabdomyolyse. L'évolution spontanée est souvent fatale par collapsus cardio-vasculaire, insuffisance rénale, troubles du rythme. Au niveau thérapeutique, outre l'arrêt immédiat des neuroleptiques, la mise en route d'une réhydratation, et si possible le transfert du patient en réanimation, le dantrolène s'est également avéré efficace, de même que la bromocriptine (Parlodel®).[7-10]

- l'hyperthermie maligne d'effort ("exertional heat stroke" en anglais) : elle se déclenche lors d'effort musculaire intense et prolongé en ambiance chaude et humide. Les sujets atteints sont généralement en pleine santé et jeunes (typiquement l'athlète ou le soldat à l'entraînement). On dénombre en moyenne 30 cas par an. Il semblerait y avoir un rôle favorisant des substances dopantes ou de drogues. La présentation clinique est la même que celle de l'hyperthermie maligne par coup de chaleur, c'est-à-dire une élévation de la température corporelle centrale au-delà de 40 °C, l'absence de sueurs (pour certains auteurs on note au contraire des sueurs abondantes dans l'hyperthermie maligne d'effort, ce qui n'est jamais le cas dans l'hyperthermie maligne par coup de chaleur), et des signes neurologiques (confusion, somnolence…coma). Au niveau biologique, l'hyperthermie maligne d'effort se caractérise par une acidose métabolique, une hyperkaliémie, une hyperphosphatémie, une hypocalcémie, une rhabdomyolyse, et peut se compliquer de troubles de la coagulation sanguine (fréquente coagulation intravasculaire disséminée) avec thrombopénie, d'insuffisance rénale aiguë, d'atteinte hépatique. L'évolution spontanée est grave, et mortelle en quelques heures dans 30 % des cas. Sur le plan thérapeutique, l'hyperthermie maligne d'effort se traite comme l'hyperthermie maligne par coup de chaleur. Sous traitement la mortalité est de 5 à 10 %.[7, 8, 11]

- l'hyperthermie maligne par coup de chaleur ("classical heat stroke" en anglais)

3.2 DÉFINITION

La définition de l'hyperthermie maligne par coup de chaleur est une définition clinique. Il s'agit de l'**apparition brutale**, dans un contexte de **climat chaud**, de :

- une température > 41 °C
- ou une température > 40 °C associée soit à des signes neurologiques (confusion, somnolence, coma, convulsions…) soit à une absence de sueurs
- les autres causes d'hyperthermie ayant pu être raisonnablement exclues : paludisme, méningo-encéphalite, hémorragie intracérébrale, néoplasies….

L'hyperthermie maligne par coup de chaleur correspond au niveau de gravité le plus élevé de la classification de la Croix-Rouge américaine sur les effets sanitaires directs de la chaleur. Le stade précédent est l'épuisement; il se différencie cliniquement de l'hyperthermie maligne par coup de chaleur par une apparition plus progressive en quelques jours, une température habituellement normale, en tout cas inférieure à 40 °C, l'absence de signes neurologiques, la présence de sueurs, et un syndrome pseudo-grippal (céphalées, nausées, vomissements, crampes, vertiges…).
L'épuisement est la conséquence d'une perte liquidienne excessive, conduisant au choc hypovolémique.[12]

3.3 INCIDENCE

Nous ne disposons pas de données précises et surtout fiables sur l'incidence de l'hyperthermie maligne par coup de chaleur en raison du sous-diagnostic fréquent de cette pathologie notamment en raison de la confusion souvent faite entre les différentes pathologies, létales ou non, directement ou indirectement induites par la chaleur.
Dans une étude épidémiologique sur les vagues de chaleur de 1980 dans les villes de St Louis et de Kansas City aux U.S.A, l'incidence de l'hyperthermie maligne par coup de chaleur varie de 17,6 à 26,5 cas pour 100 000 habitants.[11, 13]
En Arabie Saoudite, où de nombreuses études sur le sujet existent, l'incidence varie, selon les saisons, de 22 à 250 cas pour 100 000 habitants.[11]
En France il est décrit des cas sporadiques dans la littérature, mais nous ne disposons pas de chiffre concernant l'incidence de la pathologie.

3.4 PATHOGÉNIE

L'hyperthermie maligne par coup de chaleur survient essentiellement lors des vagues de chaleur; on comprend pourquoi certains pays comme l'Arabie Saoudite sont plus touchés par cette pathologie. Néanmoins de plus en plus de cas sont décrits dans des pays au climat tempéré.
Des études ont montré que **l'incidence de l'hyperthermie maligne par coup de chaleur augmente avec l'élévation des chiffres de la température extérieure et l'élévation du taux d'humidité (hygrométrie).**

Comme nous l'avons précédemment détaillé, le corps humain réagit à toute variation de température de sorte que la température corporelle centrale reste stable. Les différents mécanismes de la thermorégulation ont été expliqués au chapitre II. On comprend aisément qu'en cas de **défaillance du système de thermorégulation**, la température corporelle peut rapidement augmenter, jusqu'à aboutir à une hyperthermie maligne. Les causes de défaillance de la thermorégulation peuvent être nombreuses.

En ambiance chaude, la majorité de la perte de chaleur se fait par sudation. Mais en cas d'hygrométrie très importante, en cas d'absence de mouvements d'air, la sudation devient inefficace. De plus lorsque les glandes sudoripares sont épuisées, la sudation s'arrête.
Il existe aussi des situations où les glandes sudoripares sont absentes (anomalie génétique rare), ou sont défectueuses, en raison d'un dysfonctionnement du système cholinergique ou en raison d'effet anticholinergique de médicaments ou de drogues.

Ainsi lorsque la déperdition calorique par sudation n'est plus active ou n'est plus efficace, la température corporelle centrale augmente au-delà des chiffres de l'homéothermie.[14]

De même en cas de déplétion hydrosodée, ou de pathologie cardiaque, ou d'utilisation de médicaments interférant avec la fonction cardiaque, l'adaptation de l'organisme à l'excès de chaleur, par une augmentation du débit cardiaque, peut être altérée, conduisant à une hyperthermie.[11]

A côté de la défaillance de la thermorégulation, dont la pathogénie a été démontrée cliniquement et expérimentalement, il existe deux autres mécanismes pouvant participer à la pathogénie de l'hyperthermie maligne par coup de chaleur.

Devant une exposition à la chaleur, l'organisme développe une **réponse inflammatoire locale et systémique**, comparable à la réaction inflammatoire décrite dans le sepsis. Parmi les cellules impliquées dans cette réaction inflammatoire on peut citer les cytokines, l'interleukine-6, les monocytes.
Des expériences sur l'animal, et notamment sur le rat, ont montré que l'exposition prolongée à de fortes chaleurs a pour conséquence une **exagération de la réponse inflammatoire** précédemment évoquée, aboutissant finalement à une interférence avec le système de thermorégulation, et donc favorise l'apparition d'une hyperthermie maligne.[11]

De plus, il a été prouvé qu'au niveau cellulaire, une exposition brutale à une chaleur intense induit une production de protéines spéciales appelées protéines de choc thermique, dont le rôle est de permettre à la cellule qui les produit, de tolérer la chaleur, et de se protéger contre l'ischémie, l'hypoxie et les cytokines inflammatoires. Ces protéines permettent donc la survie de la cellule en dépit de conditions défavorables, et luttent contre l'apoptose. Ces protéines expliquent en partie le phénomène d'acclimatation, puisqu'en cas d'exposition à de fortes chaleurs, d'intensité progressivement croissante sur plusieurs jours, on constate une augmentation progressive de ces protéines au fil des jours, et cliniquement une meilleure tolérance des sujets à la chaleur.
Certaines conditions qui induiraient un **faible taux d'expression de ces protéines de choc thermique** (par exemple manque d'acclimatation, âge, polymorphisme génétique), pourraient expliquer l'évolution vers une hyperthermie maligne lors d'une exposition à la chaleur.[11]

Figure 1. Schéma de la pathogénie de l'hyperthermie maligne par coup de chaleur

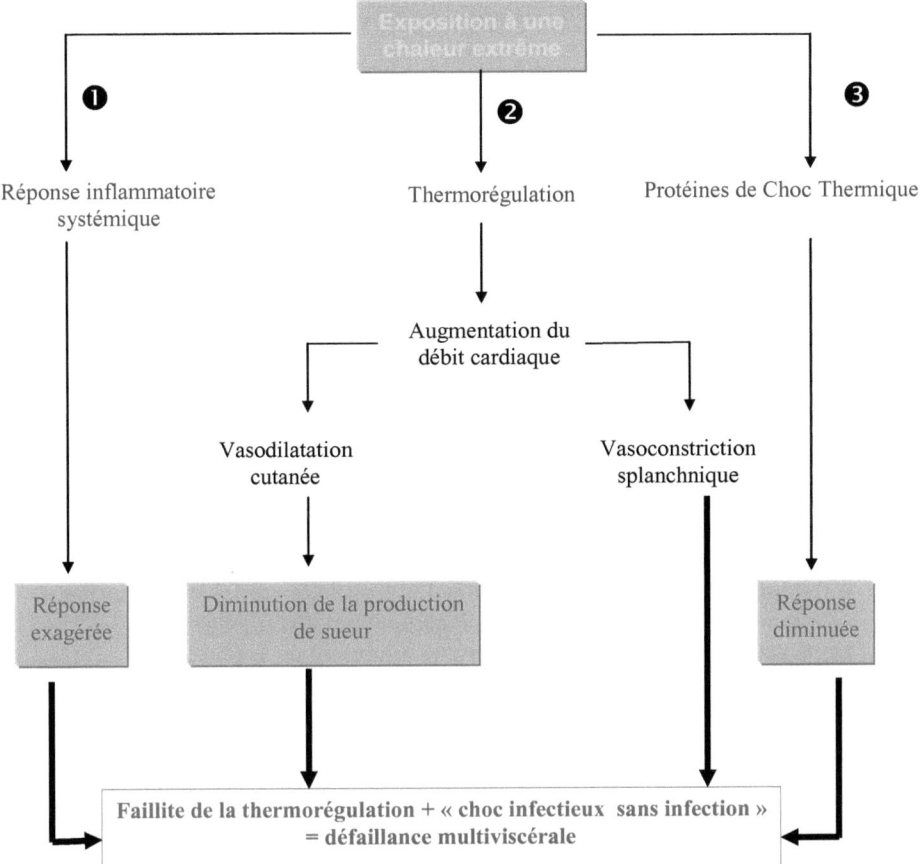

3.5 PHYSIOPATHOLOGIE

Les mécanismes physiopathologiques expliquant la complexité et la gravité des lésions observées lors d'une hyperthermie maligne par coup de chaleur, ne sont pas encore totalement compris.

Nous savons que la chaleur est directement responsable de lésion tissulaire chez l'Homme, et chez l'animal. La sévérité de ces lésions dépend de l'importance de la chaleur à laquelle le sujet est exposé et de la durée d'exposition. La température critique maximale désigne la température à partir de laquelle apparaissent les premières lésions tissulaires. Des études menées chez l'Homme ont permis d'établir que cette température critique maximale était une température corporelle centrale de 41,6° à 42 °C pendant 45 minutes à 8 heures. A des températures extrêmes (49° à 50°C) toutes les structures cellulaires sont détruites et la nécrose cellulaire apparaît en moins de 5 minutes. A des températures plus basses, la mort cellulaire est essentiellement due au phénomène d'apoptose.[11]

De plus, il semblerait que l'hyperthermie maligne par coup de chaleur ait pour conséquence de faciliter la libération d'endotoxines depuis les intestins vers la circulation systémique, et le déplacement d'interleukine-1 ou d'interleukine-6 depuis les muscles vers la circulation systémique. Ceci entraînerait :
- une activation excessive des leucocytes et des cellules endothéliales, se manifestant par la libération de cytokines pro-inflammatoires et anti-inflammatoires, et par la modification des propriétés adhésives des surfaces cellulaires (dans le sens d'une augmentation du pouvoir adhésif)
- une activation de la coagulation et une inhibition de la fibrinolyse

En effet, Bouchama et son équipe ont montré que chez les patients présentant une hyperthermie maligne par coup de chaleur, le taux plasmatique de cytokines inflammatoires (Tumor Necrosis Factor α, interleukine-1β, interféron γ) et de cytokines anti-inflammatoires (interleukine-6, récepteurs solubles au TNF p55 et p75, et interleukine-10) est élevé. Le taux d'interleukine-6 et de récepteurs au TNF est même corrélé à la sévérité du coup de chaleur.[11]
Des études sur les rats et les lapins ont montré que le coup de chaleur induit la production de TNF α et d'interleukine-1 tant de façon systémique, qu'au niveau du système nerveux central. L'augmentation du taux de ces cytokines s'accompagne d'une augmentation de la pression intracrânienne, de la diminution du flux sanguin cérébral, et de graves lésions neuronales. L'injection d'antagonistes du récepteur à l'interleukine-1 ou de corticostéroïdes sur les animaux, avant le coup de chaleur, atténue les lésions neurologiques, et améliore la survie.[11]

Par ailleurs, les études ont montré que le début de l'hyperthermie maligne par coup de chaleur coïncide avec l'activation de la coagulation, comme l'atteste la présence de

complexes thrombine − antithrombine III et de monomères de fibrine solubles, et des taux inférieurs à la normale de protéine C, protéine S et antithrombine III.[11]
A noter qu'on retrouve le même type d'anomalie et selon le même mécanisme dans le sepsis.

Ces **réponses inflammatoires et de coagulation** au coup de chaleur, associées aux **effets cytotoxiques directs de la chaleur**, entraînent des lésions de l'endothélium vasculaire et des microthromboses, aboutissant à une coagulation intravasculaire disséminée.

3.6 FACTEURS DE RISQUE

L'hyperthermie maligne par coup de chaleur peut toucher n'importe qui; néanmoins il existe des facteurs de risque qui permettent de définir des populations plus sensibles aux vagues de chaleur, et plus à risque de développer cette pathologie.

3.6.1 Facteurs personnels

- Âges extrêmes

Les personnes âgées sont une population plus vulnérable, et plus à risque de développer une hyperthermie maligne par coup de chaleur.[11-14]
Plusieurs raisons peuvent expliquer cela :

- moindre capacité à augmenter leur débit cardiaque pour favoriser la déperdition calorique
- la personne âgée n'éprouve la sensation de chaleur et ne ressent le besoin de se protéger qu'à partir d'une élévation de 5 °C de sa température cutanée contre 0,5 °C chez l'adulte; le seuil de déclenchement de la sudation est également plus élevé, avec diminution du volume de la sécrétion sudorale en ambiance chaude
- fréquente déshydratation relative
- plus forte prévalence que les autres catégories d'âges de pathologies coronariennes, d'insuffisance cardiaque congestive, d'antécédent d'infarctus du myocarde ... et autres pathologies cardiovasculaires qui limitent la capacité à compenser la vasodilatation périphérique
- nombre de médicaments pris quotidiennement, plus important chez les personnes âgées que chez les autres catégories d'âges, et donc plus grande probabilité statistique de prise de médicaments "à risque"

Les enfants et nourrissons représentent également une population à risque en raison :

- de l'immaturité de leur système de thermorégulation et de leur déficit en capacité de sudation (uniquement chez les nouveau-nés) [12]
- d'une déshydratation plus rapidement observée que chez l'adulte (d'autant plus que selon l'âge, l'expression de soif peut être absente) [12]

- Dépendance ou invalidité

Les patients présentant une perte d'autonomie (et surtout les personnes confinées au lit ou au fauteuil) constituent une population à risque en raison de leur difficulté, voire incapacité à adapter seul leur comportement à la chaleur, à suivre les recommandations de bon sens en période de fortes chaleurs, et donc à se protéger des pathologies liées à la chaleur.[15]

3.6.2 Pathologies existantes

- Alcoolisme

L'alcoolisme est un facteur de risque de développer une hyperthermie maligne par coup de chaleur.[13-16] Le mécanisme physiopathologique n'est pas certain, mais il semble que les **altérations des capacités cardiaques** (l'alcoolisme chronique est à l'origine de complications cardiaques à type de cardiomyopathies, caractérisées par un bas débit cardiaque et une vasoconstriction systémique) en soient la cause.
Par ailleurs l'alcool stimule la diurèse en inhibant la libération d'hormone antidiurétique (ADH) par la neurohypophyse, facilitant ainsi la déshydratation.[13]

- Obésité

Les personnes souffrant d'obésité constituent une population plus à risque de développer une hyperthermie maligne par coup de chaleur.[12, 13, 15, 16]
Les raisons sont :
- un rapport surface/masse corporelle inférieur à la population générale, d'où des **capacités de dissipation calorique moindres**
- une plus **forte prévalence de pathologies cardiovasculaires** que la population générale, avec atteinte de la fonction cardiaque (diminution de la fraction d'éjection chez l'obèse)
- enfin, il semblerait qu'il existe une corrélation inverse entre la masse grasse et la distribution des glandes sudoripares [13]

- Pathologies cardiovasculaires

Toute pathologie cardiovasculaire très évoluée constitue un facteur de risque au développement d'une hyperthermie maligne par coup de chaleur, en raison de la **limitation des capacités à s'adapter aux modifications nécessaires pour une augmentation des pertes caloriques** (vasodilatation périphérique, augmentation du débit cardiaque …).

- Hyperthyroïdie

L'hyperthyroïdie non traitée peut favoriser l'apparition d'une hyperthermie maligne, en raison de l'augmentation de la production de chaleur endogène induite par **l'hypercatabolisme**.

- Maladies génétiques

Quelques maladies génétiques rares et exceptionnelles, caractérisées par l'absence congénitale de glandes sudoripares, constituent un facteur de risque important au développement d'une hyperthermie maligne par coup de chaleur. Parmi ces maladies, on peut citer le **syndrome de Christ-Siemens** ou syndrome de Weech, encore appelé anhidrose avec hypertrichose et anodontie, qui est une affection caractérisée, entre autre, par l'absence de glandes sudoripares et sébacées.

- Maladies infectieuses

Certains auteurs citent les maladies infectieuses comme facteur favorisant au déclenchement d'une hyperthermie maligne par coup de chaleur.
Si l'hyperthermie maligne par coup de chaleur et les processus infectieux ont vraisemblablement de nombreux points communs au niveau physiopathologique, à notre connaissance, aucun lien de causalité directe entre les deux pathologies n'a été démontré.

- Défaillances viscérales

Il semblerait que le rôle des défaillances viscérales préexistantes (insuffisance cardiaque, pathologie neurologique, psychose, diabète, dénutrition …) ne soit pas négligeable, et que ses défaillances favorisent l'évolution vers une hyperthermie maligne par coup de chaleur.[15]
Selon les pathologies, le mécanisme physiopathologique reste incertain.

- Maladies psychiatriques

Les personnes souffrant de maladies mentales figurent parmi les groupes de population les plus vulnérables et fragiles. Elles voient leur risque relatif de décès majoré en moyenne de plus de 30 % et parfois de 200 % lors des vagues de chaleur. Cette sensibilité accrue était déjà attestée vers 1950, avant l'introduction des psychotropes : **la maladie mentale est, en elle-même, un facteur de surmortalité par temps chaud**.
L'accroissement du risque relatif procéderait d'une **vulnérabilité physiologique**, car les neurotransmetteurs impliqués dans la régulation de la température interne entrent en jeu dans au moins deux processus pathologiques : la schizophrénie et la dépression.
Il résulterait également d'une **insuffisante prise de conscience du danger** représenté par la chaleur, ce qui peut conduire à des comportements inappropriés.[15]

- Démences

Les personnes souffrant d'une démence présentent de façon isolée ou plus souvent associée, et à des degrés variables suivant le stade évolutif de leur maladie, des troubles de la mémoire, des troubles mentaux, des troubles du comportement, des difficultés de compréhension et d'orientation.
Ces troubles sont à l'origine de **difficultés d'adaptation appropriée du comportement à la chaleur**, et pour certain d'une insuffisante prise de conscience du danger représenté par la chaleur. Ainsi les personnes souffrant d'une démence constituent une population plus à risque.[15]

- Maladie de Parkinson

3.6.3 Médicaments et drogues

De nombreux médicaments ou drogues prédisposent aux pathologies induites par la chaleur. Le chapitre IV détaille les différentes molécules concernées, et leurs mécanismes d'action pouvant expliquer leur rôle favorisant dans l'apparition d'une hyperthermie maligne par coup de chaleur.

3.6.4 Facteurs environnementaux

Parmi les nombreux facteurs environnementaux qui constituent des facteurs de risque, l'habitat particulièrement mal adapté à la chaleur, notamment les **habitations dans les étages supérieurs d'un immeuble**, et l'**absence d'endroit frais ou climatisé** accessible sont des risques majeurs.[15]

3.6.5 Tableau récapitulatif des facteurs de risque

Le tableau suivant regroupe l'ensemble des facteurs de risque cités dans les publications scientifiques.
Les risques majeurs repérés par l'institut de veille sanitaire sont en grisé dans le tableau.

Pathologies existantes				
Diabète	Athérosclérose	HTA non contrôlée	Insuffisance cardiaque	Pathologie vasculaire périphérique
Maladie de Parkinson	Hyperthyroïdie	**Maladie psychiatrique**	**Trouble de l'alimentation**	Anomalie du système nerveux autonome
Infection	Déshydratation	**Obésité**	Lésion étendue de la peau (escarres, brûlures…)	Insuffisance respiratoire
Insuffisance rénale	**Maladie d'Alzheimer ou apparentés**	Mucoviscidose, drépanocytose	Alcoolisme	
Environnement				
Pas d'arbre autour du logement	Exposition au sud sans aménagement	**Absence de climatisation**	Pas d'accès à une zone fraîche pendant la journée	Travail à la chaleur
Habitation dans les étages supérieurs d'un immeuble		Environnement urbanisé (asphalte…) Grande ville	Travail requérant des habits chauds ou imperméables	
Facteurs personnels				
Personnes âgées	Enfant, surtout le nourrisson de moins de 12 mois	**Dépendance ou invalidité**	Antécédent de trouble lors de fortes chaleurs	Méconnaissance des mesures de prévention
Médicaments et drogues (cf. chapitre suivant)				

Tableau 3.— *Les facteurs de risque de l'hyperthermie maligne par coup de chaleur* [15]

3.7 PRÉSENTATION CLINIQUE ET BIOLOGIQUE, COMPLICATIONS

Comme nous l'avons déjà mentionné, la définition de l'hyperthermie maligne par coup de chaleur est une définition clinique. Les **2 signes cliniques constants** et indispensables pour porter le diagnostic d'hyperthermie maligne par coup de chaleur sont l'**hyperthermie (> 40 °C voire > 41 °C) et la présence de signes neurologiques.**

L'**absence de sueur** a longtemps été considérée comme un critère indispensable au diagnostic (ce qui est toujours le cas pour certains auteurs). Mais il a été décrit des cas d'hyperthermie maligne par coup de chaleur avec sudation, et l'absence de sueur n'est donc plus un signe clinique obligatoire. Néanmoins une peau chaude et sèche avec anhidrose est un signe quasi constant de l'hyperthermie maligne par coup de chaleur.

Les **troubles neurologiques** observés sont variés; cela peut aller du simple ralentissement psychomoteur, du simple trouble de l'orientation, à un syndrome délirant, un déficit focalisé, et même à un coma franc. Les différents troubles neurologiques fréquemment observés lors des hyperthermies malignes par coup de chaleur sont répertoriés dans le tableau 4.

Tableau 4. — *Troubles neurologiques centraux observés lors des hyperthermies malignes par coup de chaleur* [16]

Agitation
Coma
Confusion
Crise convulsive
Déficit focalisé, hémiparésie
Démence
Désorientation temporo-spatiale
Léthargie
Prostration
Psychose
Ralentissement psychomoteur
Syndrome cérébelleux

Concernant les crises convulsives, il est à noter qu'elles ont été essentiellement décrites lors des phases de refroidissement, et exceptionnellement au stade initial ou d'installation de la maladie.

Parmi les autres signes cliniques, on retrouve chez tous les patients une **tachycardie** et une **hyperventilation**, responsable d'une alcalose respiratoire (Pa CO_2 < 20 mm Hg).[11]
La **tension artérielle** est **variable**; 25 % des patients ont une hypotension artérielle. Enfin on peut également voir des **symptômes digestifs** à type de diarrhées, de nausées et de vomissements.

Au niveau biologique, plusieurs anomalies peuvent être constatées, mais aucune n'est caractéristique ou pathognomonique de l'hyperthermie maligne par coup de chaleur. On retrouve généralement une alcalose respiratoire, en raison de l'hyperventilation, et fréquemment une hypophosphatémie et une hypokaliémie. On observe également une hypercalcémie et une hyperprotidémie, reflétant l'hémoconcentration. Des signes révélant une souffrance rénale sont fréquents, d'une protéinurie légère à une nécrose tubulaire aiguë. Mais à la différence de l'hyperthermie maligne d'effort, il n'y a **pas de signes biologiques de rhabdomyolyse**.

Dans les cas les plus graves, l'hyperthermie maligne par coup de chaleur se complique d'une **défaillance multiviscérale** incluant, une encéphalopathie, une insuffisance rénale aiguë, un syndrome de détresse respiratoire aiguë, un infarctus du myocarde, un infarctus ou une ischémie mésentérique, une atteinte pancréatique, une atteinte hépato-cellulaire, et des complications hémorragiques, surtout une coagulation intravasculaire disséminée, avec thrombopénie sévère.[11]

3.8 ÉVOLUTION ET PRONOSTIC

L'hyperthermie maligne par coup de chaleur est une maladie grave dont l'évolution, en l'absence de traitement, est souvent fatale. Le **taux de mortalité global en l'absence de traitement varie entre 50 et 80 %.**

Malgré un traitement rapide qui doit permettre le refroidissement, 25 % des patients évolueront vers une défaillance multiviscérale.[15]
Et avec une prise en charge thérapeutique adaptée, le taux de mortalité se situe plutôt aux alentours de 15 %, avec des variations selon les études allant de 10 à 80 %.[13, 14, 17]

Les personnes âgées représentent la catégorie d'âge pour laquelle le taux de mortalité est le plus élevé.[9]

En cas de décès, celui-ci survient généralement dans les quelques jours suivant le début de la symptomatologie.
Les patients qui survivent peuvent garder des séquelles du coup de chaleur, essentiellement à type de séquelles neurologiques.

Les **facteurs de mauvais pronostic** sont **l'âge de la victime, la présence de défaillances viscérales sous-jacentes, et la durée de l'hyperthermie.** Il existe des données précises à ce sujet. On sait que le temps de survie pour un individu avec une température corporelle centrale de 41 °C est de 45 minutes s'il s'agit d'une personne âgée et ayant des défaillances viscérales, et de 6 heures s'il s'agit d'un jeune, sportif et en pleine santé. De plus il a été montré que la survie est inversement corrélée à la durée de l'hyperthermie.[13, 18]

La **persistance de lésions du système nerveux central après le refroidissement** (cas chez 20 % des patients) est également un signe de mauvais pronostic, puisqu'il est associé à un fort taux de mortalité.[11, 19]
Inversement une récupération neurologique rapide pendant la thérapie de refroidissement est un signe de bon pronostic.[11]

Certains auteurs considèrent qu'une température corporelle centrale supérieure à 42°C constitue un facteur de mauvais pronostic. Pour d'autres la sévérité de l'hyperthermie n'est pas un facteur pronostique.[13, 17]

La **rapidité de la prise en charge thérapeutique** est par contre un facteur pronostique. En effet des études ont montré que le taux de mortalité de l'hyperthermie maligne par coup de chaleur était de 15 % en cas de prise en charge thérapeutique dans l'heure suivant l'installation de la maladie, de 33 % en cas de prise en charge thérapeutique entre 1 et 2 heures, et de 50 % au-delà de 2 heures.[20]

3.9 TRAITEMENT ET PRÉVENTION

3.9.1 Traitement

Les deux objectifs principaux du traitement sont le **refroidissement et le maintien des fonctions vitales**. Il doit être débuté au plus tôt, car plus la prise en charge thérapeutique est rapide plus le taux de mortalité diminue.[11, 14, 19-22]

Toute la difficulté du refroidissement repose sur le fait qu'il faille favoriser la dissipation calorique sans trop réduire la vasodilatation cutanée (qui permet la dissipation calorique).
L'objectif est d'obtenir une température corporelle inférieure à 39,4 °C.
Idéalement le traitement optimal se fait à l'hôpital, et si possible dans un service de réanimation. Cependant la réfrigération, qui est la clé de voûte du traitement du coup de chaleur, fait appel au bon sens assorti de quelques règles simples, et en fonction des moyens disponibles sur place.

Dans tous les cas il convient de pratiquer à un **déshabillage complet** des victimes. Ensuite il existe différentes techniques de refroidissement, répertoriées dans le tableau 5 suivant :

Techniques basées sur une déperdition calorique par conduction

- refroidissement "externe"
    immersion dans un bain d'eau froide
    application de poches de glace sur certaines zones ou sur la totalité du corps
    utilisation de couverture de refroidissement

- refroidissement "interne"
    lavage gastrique à l'eau glacée
    lavage péritonéal à l'eau glacée

Techniques basées sur une déperdition calorique par évaporation ou convection

- patient dénudé, dans une pièce à la température de 20 à 22 °C, avec ventilation
- humidification de la peau avec une ventilation en continu
- utilisation d'une unité de refroidissement corporel

Tableau 5. — *Méthodes de refroidissement* [11]

Les techniques par lavage gastrique ou péritonéal ont surtout été étudiées chez l'animal, mais elles ne sont qu'exceptionnellement pratiquées chez l'Homme en raison des risques élevés de complications (intoxication à l'eau).

Il est conseillé dans les techniques de refroidissement "externe" de masser vigoureusement la peau, afin de lutter contre la vasoconstriction cutanée induite par ces techniques.
L'efficacité de ces massages pour lutter contre la vasoconstriction cutanée, et ainsi permettre la déperdition calorique, n'a jamais été prouvée.[14]

L'unité de refroidissement corporel est en fait un lit spécial qui vaporise sur l'ensemble du corps de l'eau à 15 °C et de l'air chaud à 45 °C, afin de garder la température de la peau mouillée entre 32° et 33 °C, et donc de favoriser la perte de chaleur par évaporation.[11]
Cette unité spéciale n'existe que dans quelques établissements de santé au monde.

Ces différentes techniques permettent généralement de faire chuter la température corporelle en dessous de 30 °C, mais aucune étude contrôlée comparant les différentes méthodes sur la durée nécessaire pour obtenir un refroidissement efficace, ni sur le devenir des patients, n'a été faite.[11]

En pratique hospitalière courante, la technique la plus fréquemment employée est une humidification directe ou par linge, avec exposition à des courants d'air (intérêt des ventilateurs +++) et la mise en place de poches de glaces autour de la tête.

Comme traitement pharmacologique de l'hyperthermie maligne par coup de chaleur, aucune molécule ne s'est avérée utile et efficace jusqu'à présent.
Le dantrolène (Dantrium®) qui a montré son efficacité dans le traitement des hyperthermies malignes peranesthésiques et des syndromes malins des neuroleptiques n'apporte aucun bénéfice dans l'hyperthermie maligne par coup de chaleur. Une étude en double aveugle, randomisée, a montré son inefficacité.[11, 21]

Les antipyrétiques classiques (Acide Acétylsalicylique, Paracétamol, Acetaminophen) n'ont pas été évalués de façon sérieuse, mais différentes observations montrent qu'ils n'apportent pas de bénéfice. Certains représentent même un risque : le paracétamol utilisé en quantité excessive peut induire des hépatites fulminantes, l'aspirine peut avoir des effets délétères en raison des troubles de l'hémostase avec coagulation intravasculaire disséminée, qui compliquent fréquemment l'hyperthermie maligne par coup de chaleur.

La meilleure compréhension des phénomènes physiopathologiques de l'hyperthermie maligne par coup de chaleur permet d'espérer la découverte de nouveaux traitements plus efficaces. Ainsi de nouvelles approches portant sur la modulation de la réponse inflammatoire ont été étudiées chez l'animal. Des immunomodulateurs tels des antagonistes des récepteurs Il-1, des anticorps anti-endotoxine, ou des corticoïdes, augmentent le taux de survie chez l'animal. Mais il n'y a pas eu encore d'étude sur l'Homme.[11, 23, 24]

Les troubles de la coagulation, avec au pire coagulation intravasculaire disséminée, sont fréquents au cours de l'hyperthermie maligne par coup de chaleur. L'utilisation de Protéine C activée recombinante atténue l'inflammation, et réduit la mortalité des patients atteints de sepsis sévère. Etant donné la similitude de mécanisme entre le sepsis et l'hyperthermie maligne par coup de chaleur, on peut penser que l'utilisation de Protéine C activée recombinante pourrait être utile dans le coup de chaleur.

Une autre voie de recherche thérapeutique s'intéresse à l'activation de la transcription des protéines de choc thermique.[11, 25, 26]

Outre le déshabillage complet de la victime et un refroidissement, par quelque technique que ce soit, il convient de **traiter les complications potentielles** de l'hyperthermie maligne par coup de chaleur, notamment la **correction des troubles hydro-électrolytiques** par réhydratation per os, ou préférentiellement par perfusion intraveineuse de sérum salé isotonique, adapté au ionogramme sanguin.

Parfois il est nécessaire de mettre en route des mesures de réanimation, selon la gravité et l'évolution de la maladie, et selon l'apparition de complications comme une détresse respiratoire aiguë.

Au cours des coups de chaleur, on observe une activation de la coagulation voire d'authentiques tableaux de CIVD. L'utilisation d'**héparine de bas poids moléculaire** au moins à doses préventives semble licite bien que non validée dans la littérature.[15]

Lors de la période de refroidissement, il n'est pas rare que les patients présentent des **convulsions**. Il convient alors de traiter celles-ci par des **benzodiazépines** telles le diazepam.

3.9.2 Prévention

Malgré un traitement optimal rapidement instauré, le pronostic de cette maladie reste sombre, d'autant plus lorsque les populations âgées sont concernées.

Toutes les mesures de prévention, dont beaucoup font appel au bon sens, revêtent donc un rôle primordial.

Lors des vagues de chaleur, Météo France et l'institut de veille sanitaire émettent des avertissements et déclenchent des alertes de niveau 1 à niveau 3. Selon le niveau d'alerte l'institut de veille sanitaire émet également des recommandations et conseils préventifs. L'observance de ces conseils lors des fortes chaleurs (alerte niveau 3) demeure la meilleure prévention contre l'hyperthermie maligne par coup de chaleur. Ces conseils sont [15] :

- **Conseils pour limiter l'augmentation de température de l'habitation**
    - **Fermez les volets et les rideaux des façades exposées au soleil**
    - **Maintenez les fenêtres fermées tant que la température extérieure est supérieure à la température intérieure. Ouvrez les fenêtres tôt le matin, tard le soir et la nuit et provoquez des courants d'air dans tout le bâtiment dès que la température extérieure est plus basse que la température intérieure**
    - **Baissez ou éteignez les lumières électriques**

- **Conseils individuels**
    - **Evitez de sortir à l'extérieur aux heures les plus chaudes de la journée (11h-17h) et restez à l'intérieur de votre habitat dans les pièces les plus fraîches et au mieux dans un espace climatisé (réglez alors la climatisation 5° en dessous de la température ambiante)**
    - **En l'absence de climatisation dans votre habitation, passez au moins 2 ou 3 heures par jour dans un endroit climatisé (grands magasins, cinémas, lieux publics)**
    - **Si vous devez sortir à l'extérieur, préférez le matin tôt ou le soir tard, restez à l'ombre dans la mesure du possible, ne vous installez pas en plein soleil**
    - **Si vous devez sortir, portez un chapeau, des vêtements légers (coton) et amples, de préférence de couleur claire**
    - **Prenez régulièrement dans la journée des douches ou des bains frais**
    - **Buvez régulièrement et sans attendre d'avoir soif, au moins 1,5 à 2 litres par jour sauf en cas de contre-indication médicale (en cas de fortes chaleurs il faut boire suffisamment pour maintenir une élimination urinaire normale)**

- Ne consommez pas d'alcool qui altère les capacités de lutte contre le chaud et favorise la déshydratation
- Evitez les boissons à forte teneur en caféine ou théine (café, thé, cola) ou très sucrées (sodas) car ces liquides sont diurétiques
- En cas de difficulté à avaler les liquides, prenez de l'eau sous forme solide en consommant des fruits (melons, pastèques, prunes, raisins, agrumes) et des crudités (concombres, tomates) voire de l'eau gélifiée
- Accompagnez la prise de boisson non alcoolisée d'une alimentation solide, en fractionnant si besoin les repas, pour recharger l'organisme en sels minéraux
- Evitez les activités extérieures nécessitant des dépenses d'énergie trop importantes (sports, jardinage, bricolage…)

- **Conseils collectifs**

    - Pensez à aider les personnes dépendantes (nourrissons et enfants, personnes âgées, personnes handicapées, personnes souffrant de troubles mentaux) en leur proposant régulièrement des boissons, même en l'absence de demande de leur part
    - Pensez à appeler vos voisins ou vos amis âgés pour prendre de leurs nouvelles

En dehors de ces recommandations destinées au grand public, il existe également des recommandations spécifiques pour les sportifs, les travailleurs, les nourrissons et les enfants (cf. annexe 1), les professionnels de santé, et pour tous les professionnels s'occupant des personnes à risque (établissements scolaires, établissements d'hébergement, établissements de centre de loisirs et vacances, aides à domicile…).

Les médecins doivent participer de façon active à cette prévention. Ils se doivent notamment de répéter les conseils et recommandations précédents à leurs patients, d'assurer la surveillance de l'état général des patients sur le plan clinique et biologique, de détecter les populations de patients à risque afin d'assurer une surveillance plus attentive de ces populations, et de proposer aux patients à risque de s'inscrire sur la liste municipale des personnes fragiles.

De plus les médecins ont la responsabilité de réévaluer tous les traitements de leurs patients. Comme nous le détaillerons après, les médicaments, par le biais de leurs propriétés pharmacologiques ou par celui des effets secondaires qu'ils entraînent, peuvent être responsables de la survenue ou de l'aggravation de symptômes liés aux températures extrêmes. Certains médicaments peuvent provoquer à eux seuls des hyperthermies pouvant être mortelles si elles ne sont pas rapidement prises en charge. D'autres médicaments sont plutôt des facteurs de risque favorisant la survenue de tels troubles. Il paraît important de proposer **une reconsidération systématique du traitement médicamenteux des sujets âgés et à risque en cas de forte chaleur, avec la modification voire la suppression des prescriptions devenues inadaptées en raison des conditions climatiques.** L'adaptation du traitement médicamenteux en cours doit être envisagée au cas par cas. Il faut réévaluer le rapport bénéfice/risque de chaque médicament. Toute diminution de la posologie ou tout arrêt d'un médicament doit être un acte raisonné qui doit prendre en compte la pathologie traitée, le risque du syndrome de sevrage et le risque d'effets indésirables. Aucune règle générale et/ou systématique ne peut être proposée pour la modification des schémas posologiques.

A ce sujet, l'agence française de sécurité sanitaire des produits de santé (**AFSSAPS**) a rédigé une **mise au point sur le bon usage des médicaments en cas de vague de chaleur,** datée du 29 avril 2004.[27] Vous trouverez les recommandations de l'AFSSAPS en annexe 2.

IV/ **MÉDICAMENTS ET HYPERTHERMIE**

4.1 GÉNÉRALITÉS

De nombreux médicaments (et drogues) peuvent, par le biais de leurs propriétés pharmacologiques ou par celui des effets secondaires qu'ils entraînent, interférer avec les mécanismes adaptatifs de l'organisme sollicités en cas de température extérieure élevée. Ces médicaments pourraient donc contribuer au déclenchement et/ou à l'aggravation des états pathologiques graves observés lors des vagues de chaleur, dont l'hyperthermie maligne par coup de chaleur.
Même si le rôle déclenchant des médicaments reste à démontrer dans le coup de chaleur, certaines molécules doivent être prises en considération dans l'analyse des facteurs de risque de cette pathologie grave induite par la chaleur. Il s'agit des molécules pouvant contribuer à l'aggravation du coup de chaleur, ou pouvant provoquer à elles seules des hyperthermies dans les conditions normales de température, ou bien pouvant indirectement aggraver les effets de la chaleur.

L'hyperthermie maligne par coup de chaleur se caractérise, comme toutes les hyperthermies malignes, par une augmentation de la température centrale au-delà des capacités de la thermorégulation.
L'homéothermie résulte d'un équilibre entre la production de chaleur et la déperdition de chaleur. Ainsi l'hyperthermie provoquée par un médicament ou une drogue peut survenir par deux mécanismes : un effet sur les mécanismes physiologiques de la thermorégulation et/ou une augmentation de la production de chaleur.
Parmi les molécules augmentant la production de chaleur, on retrouve les hormones thyroïdiennes, les amphétamines et ses dérivés, la cocaïne, les sympathomimétiques, les neuroleptiques.
Concernant les médicaments pouvant induire une hyperthermie par effet sur les mécanismes physiologiques de la thermorégulation, il convient de distinguer les médicaments ayant un effet au niveau central de la thermorégulation, et ceux ayant un effet au niveau périphérique de la thermorégulation (interférence avec les systèmes effecteurs).
Les mécanismes physiologiques précis expliquant, au niveau cérébral, l'action des molécules modifiant la température corporelle, restent à définir. Différents neuromédiateurs interviennent, mais le rôle de chacun reste encore imprécis. Ainsi pour beaucoup de médicaments ou drogues, leur influence sur la thermorégulation centrale a été constatée et étudiée expérimentalement et/ou cliniquement, sans que le mécanisme physiopathologique ne soit totalement élucidé.

La compréhension des phénomènes physiopathologiques, expliquant les variations de la température corporelle par action sur les systèmes effecteurs de la thermorégulation, est beaucoup plus avancée et précise.

Si la déperdition calorique peut se faire selon différentes modalités, en ambiance chaude le mécanisme le plus important quantitativement est la sudation. La sudation fait intervenir les glandes sudoripares qui dépendent du système sympathique cholinergique. De plus pour une efficacité maximale de la sudation, il faut qu'il y ait une vasodilatation cutanée (le tonus des muscles lisses des vaisseaux est sous contrôle de système sympathique noradrénergique).
On comprend ainsi pourquoi **les médicaments à effet anticholinergique ou les médicaments vasoconstricteurs** (agonistes et amines sympathomimétiques, certains antimigraineux…) sont des molécules qui peuvent favoriser, en ambiance chaude, l'apparition d'une hyperthermie.

Nous allons détailler dans ce chapitre les différentes molécules utilisées en thérapeutique ou comme toxiques, qui peuvent être responsables d'une hyperthermie en ambiance chaude ou dans des conditions normales de température, ou qui interfèrent avec les mécanismes de thermorégulation, et donc qui constituent, d'un point de vue théorique, des facteurs favorisant le développement d'une hyperthermie maligne par coup de chaleur.

4.2 LES ANTAGONISTES CHOLINERGIQUES

L'acétylcholine une fois libérée au niveau synaptique par le neurone présynaptique, va se fixer à 2 types de récepteurs : les récepteurs muscariniques et les récepteurs nicotiniques.
Les récepteurs nicotiniques se situent au niveau des ganglions du système nerveux autonome ou des jonctions neuromusculaires. Les antagonistes des récepteurs nicotiniques des ganglions du système nerveux autonome (ou ganglioplégiques) et les antagonistes des récepteurs nicotiniques neuromusculaires n'entraînent pas d'hyperthermie de façon directe, ni de façon indirecte (car n'interfèrent pas avec les mécanismes de déperdition calorique).

Par contre les antagonistes des récepteurs muscariniques sont depuis longtemps reconnus comme des molécules favorisant l'apparition d'une hyperthermie. Le médicament de référence de ce groupe des antagonistes cholinergiques muscariniques est l'atropine. Le mécanisme d'interaction de l'atropine avec la thermorégulation est double :

- d'abord en raison de l'**action de l'atropine sur le système nerveux autonome**, **avec inhibition** de la plupart des sécrétions, notamment la **sudation**
- et en raison de l'**action de l'atropine sur le système nerveux central**; l'atropine a une action stimulante sur le système nerveux central et elle peut provoquer, selon les doses, une excitation avec des mouvements incessants, des troubles de la démarche et de la parole, une hyperthermie, des vertiges, des troubles de la vue et de la mémoire, des hallucinations, un véritable délire.[34]

Des expérimentations sur le rat, et sur d'autres espèces animales, ont montré que l'injection directe d'atropine dans l'hypothalamus provoque une augmentation de la température corporelle.[35, 36] L'injection au même site de cholinomimétiques entraîne une hypothermie chez les animaux par abaissement de la température de référence du "thermostat interne" (le point de consigne, cf. chapitre II).[36, 37]

On comprend ainsi aisément qu'un individu placé en ambiance chaude, et prenant un traitement atropinique, sera plus susceptible de développer une hyperthermie maligne par coup de chaleur.

De nombreux médicaments ont des propriétés atropiniques, avec selon leur spécificité d'action (sur tel ou tel type de récepteurs muscariniques M_1 ou M_2 ou M_3 ...) et leurs caractéristiques pharmacologiques, des effets thérapeutiques et des indications différentes.
Les mydriatiques et les bronchodilatateurs atropiniques ont essentiellement des effets locaux, et ils ne peuvent être incriminés dans l'apparition d'une hyperthermie.
Par contre les atropiniques à effet vésical, certains antispasmodiques, certains antiparkinsoniens, un antiarythmique cardiaque et un antimigraineux, pourraient par

leur effet anticholinergique favoriser le développement d'une hyperthermie. Il en est de même pour certains neuroleptiques, certains antidépresseurs, et certains antihistaminiques (cf. infra).

Le tableau 6. regroupe les principaux traitements ayant un effet atropinique, (sauf les neuroleptiques, les antidépresseurs et les antihistaminiques qui sont développés plus loin) et donc potentiellement à risque de favoriser la survenue d'une hyperthermie maligne par coup de chaleur, selon les conditions climatiques.

Il faut noter qu'outre les antagonistes des récepteurs muscariniques et des antagonistes des récepteurs nicotiniques, il existe une troisième classe de molécules ayant une action antagoniste cholinergique; il s'agit des inhibiteurs de la libération d'acétylcholine, avec la toxine botulinique (Botox®, Dysport®). Cette toxine se fixe essentiellement aux terminaisons cholinergiques neuromusculaires, et les formes thérapeutiques actuelles n'ont qu'une action locale.[34] Il n'a jamais été démontré ni signalé d'augmentation de la température corporelle avec l'utilisation de cette molécule.

"CLASSE THÉRAPEUTIQUE"	DCI	NOMS COMMERCIAUX
	Atropine	**Atropine Aguettant**® **Atropine Lavoisier**®
A effet vésical	Oxybutynine	**Ditropan**®, **Driptane**®, **Zatur**®
	Toltérodine	**Détrusitol**®
Antiarythmique	Disopyramide	**Isorythm**®, **Rythmodan**®
Antimigraineux	Pizotifène	**Sanmigran**®
Antiparkinsonien	Bipéridène	**Akineton**®
	Trihexyphénidyle	**Artane**®, **Parkinane**®
	Tropatépine	**Lepticur**®, **Lepticur Park**®
Antispasmodique	Dihexyvérine	**Spasmodex**®
	Prifinium	**Riabal**®
	Tiémonium	**Viscéralgine**®
	Tiémonium + métamizole + codéine	**Viscéralgine Forte**®

Tableau 6. — *Principaux traitements aux effets atropiniques (neuroleptiques, antidépresseurs et antihistaminiques exclus)*

4.3 LES NEUROLEPTIQUES

Tous les neuroleptiques sont des molécules antagonistes de la dopamine, tant au niveau central que périphérique. Néanmoins les effets induits par la prise de neuroleptiques ne sont pas identiques pour tous les neuroleptiques. Ces différences proviennent du fait qu'il existe plusieurs récepteurs dopaminergiques (D_1, D_2, D_3 et D_4) avec une répartition inhomogène de ces récepteurs dans les différentes structures cérébrales, et que les neuroleptiques n'ont pas tous la même affinité pour les mêmes récepteurs. De plus, beaucoup de neuroleptiques ont, outre leur effet antidopaminergique, d'autres propriétés pharmacologiques à l'origine d'effets bénéfiques ou indésirables : un effet antisérotoninergique et/ou un effet adrénolytique α_1 et/ou un effet atropinique et/ou un effet antihistaminique H_1.[34]

Dès les premières années d'utilisation clinique des neuroleptiques, des cas d'hyperthermies directement en rapport avec l'utilisation de ces molécules ont été décrits, qu'il s'agisse de cas d'hyperthermie maligne par coup de chaleur ou d'hyperthermie lié au syndrome malin des neuroleptiques (au commencement de l'usage thérapeutique des neuroleptiques, le distinguo entre ces deux types d'hyperthermie maligne n'existait pas).

En 1954 Berti et Cima publient une étude sur les dysrégulations thermiques létales chez les souris sous chlorpromazine.[39]

En 1956 Ayd rapporte le cas d'un patient décédé d'une hyperthermie suite à la prise de chlorpromazine.[39, 40]

Depuis ces premières constatations, de nombreux cas d'hyperthermie maligne par coup de chaleur chez des patients sous neuroleptiques ont été décrits.[39, 41-43]

Il existe probablement une corrélation entre l'action des neuroleptiques au niveau central et la constatation de dysrégulation thermique lors de leur utilisation. Les mécanismes physiopathologiques sont encore très imprécis. L'action des neuroleptiques sur plusieurs types de récepteurs du système nerveux central, avec modification de la concentration de différents neuromédiateurs, est vraisemblablement à l'origine des troubles de la régulation thermique, mais nous ne disposons d'aucune donnée fiable sur le sujet à l'heure actuelle.

La classe de neuroleptiques la plus souvent associée à des cas d'hyperthermie maligne par coup de chaleur est celle des <u>phénothiazines</u> (et notamment la chlorpromazine), qui ont le potentiel anticholinergique le plus élevé de tous les neuroleptiques.

L'effet des phénothiazines sur la thermorégulation centrale a été expérimentalement vérifié. Borbély et Loepfe-Hinkkanen ont montré que l'effet d'un traitement par chlorpromazine sur la température corporelle d'un animal, variait selon la température extérieure. A température extérieure basse, la chlorpromazine induit une hypothermie. A température neutre, ou élevée pour l'animal, la chlorpromazine induit une hyperthermie. L'explication serait que les phénothiazines inhibent les messages

nerveux afférents de l'hypothalamus, diminuant ainsi les effets compensatoires normalement mis en jeu dans le cadre de la thermorégulation.[36] Ainsi en ambiance chaude, les mécanismes de dissipation calorique sont diminués, d'où l'apparition d'une hyperthermie.
De plus l'injection de chlorpromazine directement dans le centre de thermorégulation de l'hypothalamus antérieur du rat, induit une augmentation de la température,[35, 36] probablement par élévation de la température de référence du thermostat hypothalamique.[36, 38]

On comprend comment, en période caniculaire, les phénothiazines, par leur **effet atropinique** avec inhibition de la sudation, et par leur **effet sur la thermorégulation centrale**, pourraient induire une hyperthermie maligne par coup de chaleur.

Les butyrophénones (halopéridol, penfluridol, pipampérone,), les benzamides (sulpiride, amisulpride, tiapride, sultopride), et deux neuroleptiques atypiques le pimozide et la rispéridone, sont des neuroleptiques dépourvus d'effet anticholinergique. Aucun cas d'hyperthermie maligne par coup de chaleur associé à la prise de ces neuroleptiques n'a été décrit dans la littérature. En l'absence de nouvelles données plus précises sur l'effet central, notamment sur la thermorégulation, de ces dernières molécules, nous ne pouvons les considérer comme des médicaments à risque, favorisant le développement d'une hyperthermie maligne par coup de chaleur.

Les thioxanthènes sont à rapprocher des phénothiazines, car ils ont une structure chimique très proche, et donc les mêmes effets indésirables. Ils sont donc aussi pourvus d'effets anticholinergiques. Cette classe de neuroleptiques est considérée comme potentiellement à risque de favoriser, selon les circonstances, le développement d'une hyperthermie maligne par coup de chaleur.

Les diazépines et oxazépines ont également un effet atropinique, et leur action d'inhibition de la sudation pourrait favoriser, en période de forte chaleur, le développement d'une hyperthermie.

Le tableau 7. regroupe tous les neuroleptiques considérés comme potentiellement à risque de favoriser le développement d'une hyperthermie maligne par coup de chaleur.

A noter que le Noctran® et la Mépronizine® figurent dans ce tableau; il s'agit de médicaments utilisés comme somnifères, mais qui contiennent de l'acéprométazine et de l'acépromazine, qui sont des neuroleptiques phénothiaziniques.

CLASSE DE NEUROLEPTIQUE	DCI	NOMS COMMERCIAUX
Phénothiazines	Chlorpromazine	**Largactil**®
	Cyamémazine	**Tercian**®
	Fluphénazine	**Modicate**® **Moditen**®
	Lévomépromazine	**Nozinan**®
	Perphénazine	**Trillifan Retard**®
	Pipotiazine	**Piportil**®
	Propériciazine	**Neuleptil**®
	Thiopropérazine	**Majeptil**®
	Thioridazine	**Melleril**®
	Acéprométazine	**Mépronizine**®
	Acéprométazine + Acépromazine	**Noctran**®
Thioxanthènes	Flupentixol	**Fluanxol**®
	Zuclopenthixol	**Clopixol**®
Diazépines et Oxazépines	Clozapine	**Leponex**®
	Loxapine	**Loxapac**®
	Olanzapine	**Zyprexa**®

Tableau 7. — *Les neuroleptiques potentiellement à risque de favoriser le développement d'une hyperthermie maligne par coup de chaleur*

4.4 LES ANTIDÉPRESSEURS

Les antidépresseurs peuvent être classés en plusieurs grands groupes, selon leur mécanisme d'action : les antidépresseurs tricycliques (encore appelés imipraminiques) qui agissent en inhibant la recapture de la noradrénaline et de la sérotonine, les ISRS (Inhibiteurs Spécifiques de la Recapture de la Sérotonine) qui n'agissent que sur la recapture du 5-HT, les IMAO (Inhibiteurs de la Mono-Amine Oxydase) qui inhibent la voie d'inactivation principale de diverses amines (Sérotonine, Noradrénaline, Dopamine, Tyramine, Tryptamine, Phényléthylamine).[34]

L'effet des différents antidépresseurs au niveau central, leur action sur les divers neuromédiateurs, sont encore imparfaitement cernés. De même tous les neuromédiateurs intervenant dans la thermorégulation, et leur rôle exact, demeurent inconnus. On sait que la sérotonine agit sur la régulation de la température mais sans explication précise.
Ainsi on peut supposer que les antidépresseurs, par leur action sur différents neuromédiateurs, vont agir sur la thermorégulation; on manque cependant d'études pour pouvoir l'affirmer.

Par contre on sait que les **antidépresseurs tricycliques, la désipramine, la maprotiline, la trimipramine, ont un effet anticholinergique**. Ils peuvent donc jouer un rôle dans la pathogénie de l'hyperthermie maligne par coup de chaleur. Ces antidépresseurs sont régulièrement cités comme des facteurs favorisant du coup de chaleur.[12, 13, 39, 45]
A noter que l'amitriptyline est l'antidépresseur ayant la plus forte activité atropinique.[34]

Les **ISRS, la viloxazine, la miansérine, le milnacipran, la venlafaxine, n'ont pas d'effet anticholinergique**. Aucun cas de dysrégulation thermique n'a été décrit avec ces molécules, même si elles doivent probablement interférer avec la thermorégulation au niveau central.

Concernant les **IMAO**, ils n'ont **pas d'effet anticholinergique**, et il n'y a pas eu de cas décrit d'hyperthermie maligne par coup de chaleur associée à la prise de ces antidépresseurs seuls. Néanmoins, certains auteurs citent les IMAO comme des médicaments à risque, favorisant le développement d'une hyperthermie maligne.[13, 15, 16]

En l'absence d'études nouvelles, nous ne pouvons incriminer les ISRS et les IMAO d'induire ou de favoriser le développement d'une hyperthermie maligne par coup de chaleur, malgré de probables dysrégulations thermiques par action de ces molécules au niveau cérébral.

Le tableau 8. regroupe les antidépresseurs potentiellement à risque.

DCI	NOMS COMMERCIAUX
Amitriptyline	**Laroxyl® Elavil®**
Amoxapine	**Défanyl®**
Clomipramine	**Anafranil®**
Désipramine	**Pertofran®**
Dosulépine	**Prothiaden®**
Doxépine	**Quitaxon®**
Imipramine	**Tofranil®**
Maprotiline	**Ludiomil®**
Trimipramine	**Surmontil®**

Tableau 8. — *Les antidépresseurs potentiellement à risque de favoriser le développement d'une hyperthermie maligne par coup de chaleur*

4.5 LES AMINES ET AGONISTES SYMPATHOMIMÉTIQUES

Les catécholamines, noradrénaline, adrénaline et dopamine, sont des médiateurs endogènes, dont les effets sont très nombreux et variés, suivant les types de récepteurs (α_1, α_2, β_1, β_2, β_3 pour les récepteurs adrénergiques et D_1, D_2, D_3, D_4, D_5 pour les récepteurs dopaminergiques) et la localisation des récepteurs auxquels elles se fixent.
Les effets des catécholamines au niveau du système nerveux central sont complexes et encore mal précisés. Les effets périphériques des catécholamines ont par contre été bien étudiés et décrits.

Pour la dopamine, il a été constaté que l'utilisation de produits ou de médicaments qui activent les récepteurs dopaminergiques centraux, directement ou indirectement, entraîne un certain nombre de symptômes caractéristiques, dont une augmentation de la vigilance avec diminution des besoins de sommeil, une insomnie, une stimulation locomotrice, avec logorrhée et une réduction de la sensation de fatigue. Ce surplus d'activité pourrait entraîner une augmentation de la thermogenèse musculaire.
Cependant aucune étude n'a montré de dysrégulation thermique lors de l'utilisation de dopamine ou d'agonistes dopaminergiques. De plus comme les effets périphériques de la dopamine n'interfèrent pas avec les mécanismes effecteurs de la thermorégulation, **nous ne pouvons pas considérer la dopamine et les agonistes**

dopaminergiques comme des molécules potentiellement à risque de favoriser le développement d'une hyperthermie maligne par coup de chaleur.

De même que pour la dopamine, les effets de la noradrénaline et de l'adrénaline au niveau du système nerveux central sont encore mal précisés. Mais des études ont montré que **l'augmentation de l'activité neuronale noradrénergique au niveau de l'hypothalamus antérieur pourrait élever la température de référence du thermostat biologique hypothalamique.**[36, 44] Et il a été démontré que l'adrénaline élève la température corporelle (mécanisme non déterminé).

Les principaux effets adrénergiques périphériques de type α et β des catécholamines sont résumés dans le tableau 9.

	Effets de la stimulation des récepteurs adrénergiques			
	α_1 Activation de la phospholipase C	α_2 inhibition de l'adénylcyclase	β_1 activation de l'adénylcyclase	β_2 activation de l'adénylcyclase
Cœur	Inotrope + Chronotrope + augmente le risque d'arythmies	Présynaptique : diminue la libération de noradrénaline	Inotrope + Chronotrope + Dromotrope + Bathmotrope +	Chronotrope + Présynaptique : diminue la libération de la noradrénaline
Vaisseaux	**Vasoconstriction**	Vasoconstriction (effet plus lent) Présynaptique : diminue la libération de noradrénaline		Vasodilatation
Bronches	Bronchoconstriction	Présynaptique : diminue la libération de noradrénaline		Bronchodilatation
Tube digestif	diminue le péristaltisme diminue les sécrétions	diminue le péristaltisme diminue les sécrétions		
Utérus	Contractions			Relâchement (diminue les contractions)
Plaquettes	Agrégation	Agrégation		
Oeil	Mydriase			

Tableau 9. — *Principaux effets α et β périphériques des catécholamines*

L'activité adrénergique périphérique α est donc responsable d'une vasoconstriction. En ambiance chaude cette vasoconstriction va diminuer la perte calorique par sudation, puisque celle-ci nécessite pour être optimale d'une vasodilatation cutanée.

La noradrénaline et l'adrénaline stimulent à la fois les récepteurs α ($α_1$ et $α_2$ pour la noradrénaline, $α_1$ seulement pour l'adrénaline) et les récepteurs β. Elles possèdent toutes deux un **effet vasoconstricteur**.[34, 36]
En raison de leur effet central, et de cet effet vasoconstricteur, **l'adrénaline et la noradrénaline sont susceptibles, en théorie, de participer à la pathogénie d'une hyperthermie maligne par coup de chaleur**. Il convient donc de considérer ces médicaments comme un facteur de risque au développement d'un coup de chaleur.

Les agonistes adrénergiques ont, selon leur spécificité, des effets différents voire opposés. Les β-agonistes n'entraînent aucune interférence avec la thermorégulation. Concernant les agonistes adrénergiques α-mimétiques, on distingue les $α_1$ et les $α_2$-agonistes.
Si les $α_2$-agonistes sont responsables au niveau périphérique d'une vasoconstriction, en pratique les médicaments $α_2$-agonistes correspondent à la classe des antihypertenseurs centraux. Ils n'ont pas d'effet central sur la thermorégulation et n'interfèrent pas avec les mécanismes périphériques de dissipation calorique, car leur action est essentiellement centrale. Jusqu'à présent aucun trouble de la température corporelle n'a été signalé avec l'utilisation des médicaments $α_2$-agonistes.
Les **$α_1$-agonistes ont** eux aussi un **effet vasoconstricteur**, et de nombreux médicaments $α_1$-agonistes sont utilisés pour cette propriété. Ces médicaments diminuant la déperdition calorique par évaporation pourraient donc, en théorie, favoriser l'apparition d'une hyperthermie en ambiance chaude.
Les agonistes adrénergiques α-mimétiques sont utilisés dans le traitement de l'hypotension orthostatique (etiléfrine, heptaminol, midodrine, phényléphrine), dans le traitement de la congestion nasale par voie systémique (pseudoéphédrine, éphédrine, néosynéphrine…). Certains collyres ophtalmologiques contiennent de la néosynéphrine, mais leur action est surtout locale, et il n'y a pas d'effet systémique pour tous ces collyres. Certains antimigraineux (ergotamine et dihydroergotamine) ont également des effets α adrénergiques.
Enfin deux molécules, l'adrafinil et la modafinil, qui sont des $α_1$-agonistes, seraient plus à risque que les autres, car elles possèdent en plus une action au niveau du système nerveux central. Or la stimulation des récepteurs $α_1$ centraux augmente la vigilance, diminue les besoins de sommeil, et favorise l'agitation, l'excitation, l'agressivité.[34] Ce surplus d'activité physique induit une **augmentation de la thermogenèse**, ce qui pourrait également favoriser le développement d'une hyperthermie maligne.

Le tableau 10. suivant regroupe l'ensemble des médicaments amines et agonistes sympathomimétiques, qui pourraient favoriser le développement d'une hyperthermie maligne par coup de chaleur.

CLASSE PHARMACOLOGIQUE	DCI	NOMS COMMERCIAUX
Catécholamines	Adrénaline ou Epinéphrine	**Adrénaline Renaudin**® **Anahelp**® **Anakit**® **Anapen**®
Correcteurs d'hypotension	Etiléfrine	**Effortil**® **Etiléfrine Serb**®
	Heptaminol	**Ampecyclal**® **Hept-A-Myl**®
	Midodrine	**Gutron**®
	Phényléphrine	**Néosynéphrine**®
Antimigraineux	Dihydroergotamine	**Diergospray**® **Dihydroergotamine**® **Sandoz**® **Ikaran**® **Seglor**® **Tamik**®
	Ergotamine	**Gynergène-caféine**® **Migwell**®
Vasoconstricteurs à visée ORL (décongestionnants)	Ephédrine	**Ephédrine Renaudin**® **Osmotol**® **Rhinamide**® **Rhino-sulfuryl**®
	Naphazoline	**Dérinox**® **Frazoline**® **Soframycine-naphazoline**®
	Oxymétazoline	**Aturgyl**® **Déturgylone**®
	Phényléphrine	**Hexapneumine cp**® (activité antihistaminique H_1 en plus) **Polydexa-phényléphrine**®
	Phénylpropanolamine	**Rinurel**® **Rinutan**®
	Pseudoéphédrine	**Actifed jour et nuit**® **Actifed rhume**® **Céquinyl**® **Clarinase Repetabs**® (activité anti H_1 en plus) **Doli Rhume**® **Humex rhume**® (activité anti H_1 en plus) **Rhinadvil**® **Rhinathiol rhume**® **Rhinureflex**® **Sudafed**®
	Tuaminoheptane	**Rhinofluimucil**®
Collyres ophtalmologiques (avec passage systémique)	Phényléphrine	**Néosynéphrine Chibret**® **Néosynéphrine Faure**® **Boroclarine**®
Psychostimulants	Adrafinil	**Olmifon**®
	Modafinil	**Modiodal**®

Tableau 10. — *Amines et agonistes sympathomimétiques potentiellement à risque de favoriser le développement d'une hyperthermie maligne par coup de chaleur*

4.6 LES ANTIHISTAMINIQUES

Certains antihistaminiques H_1 pourraient favoriser le développement d'une hyperthermie maligne par coup de chaleur en raison de leur **action anti-vasodilatatrice** capillaire (commune à tous les antihistaminiques H_1) qui diminue les capacités de perte calorique, et de leur **effet atropinique** qui inhibe la sudation, essentielle à la dissipation de chaleur en ambiance chaude.[12, 13, 15, 16, 39, 45]

Les antihistaminiques H_1 ayant une action anticholinergique, sont répertoriés dans le tableau 11. suivant :

DCI	NOMS COMMERCIAUX
Alimémazine	**Théralène®**
Bromphéniramine	**Dimégan® Dimétane® Martigène®**
Buclizine	**Aphilan®**
Dexchlorphénidramine	**Polaramine® Célestamine®**
Diménhydrinate	**Dramamine® Nausicalm® Mercalm®**
Diphénhydramine	**Butix® Nautamine® Actifed®**
Doxylamine	**Donormyl®**
Méquitazine	**Primalan® Quitadrill®**
Prométhazine	**Phénergan® Algotropyl® Fluisédal® Rhinathiol® Tussisédal®**

Tableau 11. — *Les antihistaminiques potentiellement à risque de favoriser le développement d'une hyperthermie maligne par coup de chaleur*

4.7 LES AGONISTES SÉROTONINERGIQUES

Comme nous l'avons déjà précisé précédemment, les mécanismes physiologiques précis expliquant, au niveau cérébral, l'action des molécules modifiant la température corporelle, restent à définir. Différents neuromédiateurs, dont la sérotonine, interviennent, mais le rôle de chacun reste encore imprécis. De même les effets de la sérotonine au niveau du système nerveux central sont nombreux, complexes, et encore mal connus.[34]

On peut donc supposer que les agonistes ou antagonistes sérotoninergiques sont susceptibles d'entraîner des troubles de l'homéothermie, par leur action sur la thermorégulation centrale. Mais en l'absence de données nouvelles plus précises, nous ne pouvons pas incriminer les agonistes ou antagonistes sérotoninergiques de favoriser le développement d'une hyperthermie maligne par coup de chaleur, uniquement par leur action centrale.

Les effets périphériques de la sérotonine sont mieux connus. On sait ainsi que la sérotonine va avoir une action cardiovasculaire. Ces effets sont extrêmement complexes, et sont variables selon la dose injectée, selon les conditions expérimentales, selon les espèces et selon l'état vasculaire. Au niveau des vaisseaux la sérotonine provoque soit une vasoconstriction par effet 5-HT_1, en particulier des vaisseaux rénaux, soit une vasodilatation. La réponse dépendrait du tonus préalable des vaisseaux et de leur état normal ou pathologique : ainsi l'administration de sérotonine par voie intracoronaire provoque une vasodilatation quand les coronaires sont normales, et une vasoconstriction quand elles sont lésées.[34]

Cet effet vasoconstricteur est à la base d'une classe médicamenteuse indiquée dans les migraines : les triptans.

Les triptans sont des agonistes sérotoninergiques sélectifs des récepteurs 5-HT 1B/1D, présents surtout au niveau de la circulation artérielle carotidienne et des artères intracrâniennes. Mais, même si l'**effet vasoconstricteur des triptans** concerne préférentiellement les vaisseaux crânio-cérébraux, il peut également affecter d'autres vaisseaux (il a notamment été décrit des spasmes coronariens après l'utilisation de triptan). Ainsi les triptans peuvent s'opposer à la déperdition calorique par sudation en induisant une vasoconstriction. Il convient donc de les considérer comme des molécules potentiellement à risque de favoriser le développement d'une hyperthermie maligne par coup de chaleur.

Les différents triptans sont répertoriés dans le tableau 12. suivant.

DCI	NOMS COMMERCIAUX
Almotriptan	**Almogran**®
Elétriptan	**Relpax**®
Naratriptan	**Naramig**®
Sumatriptan	**Imigrane**® **Imiject**® (indiqué dans l'algie vasculaire de la face)
Zolmitriptan	**Zomig**® **Zomigoro**®

Tableau 12. — *Les triptans*

4.8 LES HORMONES THYROÏDIENNES

Les hormones thyroïdiennes augmentent le métabolisme basal et la consommation d'oxygène au niveau du cœur, des muscles squelettiques, du foie, des reins, mais pas au niveau du cerveau. Ces effets ont été attribués, au moins partiellement, à un découplage des phosphorylations oxydatives.
Cette **augmentation du métabolisme basal entraîne une augmentation de la thermogenèse, et à ce titre les hormones thyroïdiennes pourraient, en théorie, favoriser le développement d'un coup de chaleur.**

Il y a deux types d'hormones thyroïdiennes : la lévothyroxine LT4 commercialisée sous le nom de Lévothyrox® ou L-Thyroxine Roche®, et la lithyronine LT3 commercialisée sous le nom de Cynomel®. Il existe également un médicament associant de la lévothyroxine et de la lithyronine : Euthyral®.

4.9 LES DROGUES

4.9.1 Amphétamines et dérivés

L'amphétamine augmente la libération et inhibe la recapture de noradrénaline et surtout de la dopamine, peut-être aussi de la sérotonine. Si elle a des effets périphériques indiscutables, ses effets centraux prédominent. Elle stimule la vigilance, diminue les besoins de sommeil et la fatigue, réduit l'appétit. Elle conduit à une agitation, une augmentation de l'activité motrice, d'autant plus qu'elle améliore l'humeur, avec fréquemment euphorie.[34, 36]

Dès 1960, Jordan et Hampson rapportaient l'association des amphétamines avec l'apparition d'une hyperthermie.[36]

Il est généralement considéré que l'augmentation de la température corporelle, lors de la prise d'amphétamines, résulte de **l'augmentation de la thermogenèse d'origine musculaire.**
Comme nous l'avons déjà évoqué avec les α-agonistes, la stimulation des neurones noradrénergiques au niveau de l'hypothalamus antérieur pourrait élever la température de référence du thermostat de la thermorégulation.[36, 44] Les amphétamines pourraient donc provoquer une hyperthermie par **action sur le centre de la thermorégulation**, en plus de leur action sur la thermogenèse musculaire.

L'amphétamine et des dérivés très proches tels que la méthamphétamine ("ice"), la méthylène dioxyamphétamine (MDA), la méthylène dioxymétamphétamine (MDMA ou ecstasy), la cathinone (présente dans le khat) sont utilisés par les toxicomanes (en prises buccales ou en injections intraveineuses rapides). D'autres dérivés de l'amphétamine étaient utilisés en thérapeutique pour leurs effets anorexigènes.[34] En France actuellement seule la sibutramine (Sibutral®) est encore commercialisée. Les dérivés de l'amphétamine ont cependant les mêmes effets sur la thermorégulation que l'amphétamine. Ils pourraient donc favoriser le développement d'une hyperthermie maligne par coup de chaleur, dans certaines conditions climatiques.

Il convient ici de mentionner la méthylphénidate (Ritaline®) qui n'est pas un dérivé de l'amphétamine, mais est un psychostimulant qui inhibe la recapture de la noradrénaline et surtout de la dopamine. Cette molécule a donc une action similaire à celle de l'amphétamine, et on peut supposer que ses effets sur la température sont identiques, même si on ne dispose d'aucune étude clinique.[34]

4.9.2 Cocaïne

Elle inhibe la recapture des catécholamines, dopamine et noradrénaline. Ses effets ressemblent à ceux de l'amphétamine, mais leur durée est plus courte. De plus la cocaïne est un **puissant vasoconstricteur**. La cocaïne **interfère donc avec le système central de la thermorégulation, et avec les systèmes effecteurs de la thermorégulation**.

Les effets toxiques immédiats de la prise da cocaïne sont une tachycardie, des arythmies ventriculaires, des douleurs thoraciques, un infarctus du myocarde, une hypertension artérielle, une hyperthermie et des convulsions.[34]

L'effet de la cocaïne sur la température corporelle a été constaté cliniquement chez les toxicomanes.[36, 46, 47] Différentes études sur les animaux ont confirmé les constatations cliniques.
Ainsi l'injection de cocaïne chez les chiens, les lapins et les porcs de Guinée, à température ambiante normale, est suivie d'une augmentation de la température corporelle de plus de 3 °C.[36, 48]

Chez le rat au repos, l'administration de cocaïne induit une diminution dose-dépendante de la température corporelle lorsque la température extérieure est à 22 °C, et une augmentation dose-dépendante de la température corporelle si la température extérieure est à 35 °C. Chez le rat effectuant un exercice physique, l'administration de cocaïne entraîne une hausse de la température corporelle, quelle que soit la température extérieure.[36, 46, 47]

La cocaïne peut donc induire des hyperthermies significatives lors d'exercices physiques, ou même au repos si la température ambiante est élevée, pouvant, en théorie, conduire à des cas d'hyperthermie maligne (d'effort ou par coup de chaleur).

4.9.3 Cannabis

Trois cannabinoïdes majeurs entrent dans la composition du cannabis : le cannabidiol (CBD), le Δ^9-tétrahydrocannabinol (dronabinol, THC) et le cannabinol (CBN). Le processus de biosynthèse commence avec le CBD, se poursuit avec le dronabinol et finit avec le CBN. Ainsi les proportions de ces cannabinoïdes dans le cannabis varient selon l'âge de la plante. Or la plus grande activité du cannabis provient du THC.

Son mécanisme d'action n'est pas totalement élucidé. On sait qu'il se fixe à des récepteurs très sélectifs aux cannabinoïdes, et qui sont surtout localisés au niveau des ganglions de la base, le locus niger, la pars reticulata, le globus pallidus, l'hippocampe et le tronc cérébral. Le THC a différents effets pharmacologiques qui ressemblent à certains effets des amphétamines, du LSD, de l'éthanol, des sédatifs, de l'atropine et de la morphine.[49]

L'injection de THC chez le rat induit une chute de la température corporelle de ≈ 3°C. La même dose administrée 48h après est sans effet sur la température.[36, 50]
Chez l'Homme, il existe peu d'études, mais il semblerait que l'effet du cannabis sur la température corporelle soit à l'inverse de ce qui a été montré chez le rat. En effet, Jones et al. (1980) ont étudié l'effet induit par la consommation de cigarettes de marihuana par un groupe de volontaires exposés à une température ambiante de 23,5 °C ou de 40,6 °C. A 23,5 °C la drogue n'entraînait aucune modification significative de la température corporelle. A 40,6 °C il y avait une augmentation de la température corporelle de ≈ 0,8 °C. Cette augmentation de la température était accompagnée d'une **suppression de la sudation**.[36]
Par ailleurs d'autres observations laissent suggérer que le THC induit une **augmentation de la température de référence du thermostat hypothalamique**, ce qui avec la suppression de la sudation favoriserait le développement d'une hyperthermie maligne, en cas de température extérieure très élevée et/ou en cas d'exercice musculaire intense.[36]

4.10 LES DIURÉTIQUES

Les diurétiques sont classiquement cités comme des médicaments prédisposant au développement d'une hyperthermie maligne par coup de chaleur.[9, 11-16, 39]

Ils n'affectent pas la thermorégulation centrale, mais agissent en **diminuant les capacités de sudation et d'adaptation du débit cardiaque** normalement mises en jeu en réponse à une hausse de la température corporelle. En effet les diurétiques augmentent l'élimination urinaire de sodium, qui s'accompagne d'une augmentation de l'élimination aqueuse. Cette augmentation de la diurèse favorise l'apparition d'une déshydratation avec hypovolémie, qui limite l'augmentation du débit cardiaque, la vasodilatation et la sudation normalement induites pour favoriser la perte de chaleur.

Tous les diurétiques sont concernés, mais les diurétiques de l'anse de Henlé et les thiazidiques sont les diurétiques ayant le plus d'effet sur la diurèse aqueuse,[34] et ils sont donc en théorie plus à risque de provoquer une déshydratation que les autres diurétiques.

Le tableau 13. regroupe tous les médicaments diurétiques ou contenant un diurétique.

CLASSE DE DIURÉTIQUES	DCI	NOMS COMMERCIAUX
Diurétiques de l'anse	Bumétanide	**Burinex**®
	Furosémide	**Furosémide**® **Lasilix**® **Aldalix**® **Logirène**®
	Pirétanide	**Eurélix**®
Diurétiques thiazidiques	Bendrofluméthiazide	**Précyclan**® **Tensionorme**®
	Chlortalidone	**Logroton**® **Ténorétic**® **Trasitensine**®
	Ciclétanide	**Tenstaten**®
	Clopamide	**Viskaldix**®
	Hydrochlorothiazide	**Esidrex**® **Acuilix**® **Briazide**® **Captéa**® **Cibadrex**® **Coaprovel**® **Cokenzen**® **Co-Renitec**® **Cotareg**® **Ecazide**® **Fortzaar**® **Fozirétic**® **Hytacand**® **Hyzaar**® **Koretic**® **Lodoz**® **MicardisPlus**® **Moducren**® **Modurétic**® **Nisisco**® **Prestole**® **Prinzide**® **PritorPlus**® **Wytens**® **Zestoretic**®
	Indapamide	**Fludex**® **Bipreterax**® **Preterax**®
	Xipamide	**Lumitens**®
Antialdostérones	Canrénoate de potassium	**Soludactone**®
	Spironolactone	**Aldactone**® **Flumach**® **Practon**® **Spiroctan**® **Spironone**® **Aldactazine**® **Aldalix**® **Practazin**® **Spiroctazine**®
Amiloride	Amiloride	**Modamine**® **Logirène**® **Moducren**® **Modurétic**®
Triamtérène	Triamtérène	**Isobar**® **Prestole**®

Tableau 13. — *Les médicaments diurétiques ou contenant un diurétique*

4.11 TABLEAU RÉCAPITULATIF

Au vu des différents éléments évoqués dans ce chapitre, le tableau 14. suivant regroupe tous les traitements et drogues qui favoriseraient le développement d'une hyperthermie maligne par coup de chaleur, en cas d'exposition à une ambiance chaude.
Seules la classe pharmacologique et la dénomination internationale commune des molécules sont indiquées dans ce tableau. Le tableau regroupant tous les médicaments avec leurs noms commerciaux, et toutes les drogues, se trouve en annexe 3.

CLASSE PHARMACOLOGIQUE		DCI
Anticholinergiques	A effet vésical	Atropine
		Oxybutynine
		Toltérodine
	Antiarythmique	Disopyramide
	Antimigraineux	Pizotifène
	Antiparkinsoniens	Bipéridène
		Trihexyphénidyle
		Tropatépine
	Antispasmodiques	Dihexyvérine
		Prifinium
		Tiémonium
Neuroleptiques	Phénothiazines	Chlorpromazine
		Cyamémazine
		Fluphénazine
		Lévomépromazine
		Perphénazine
		Pipotiazine
		Propériciazine
		Thiopropérazine
		Thioridazine
		Acéprométazine
		Acépromazine
	Thioxanthènes	Flupentixol
		Zuclopenthixol
	Diazépines et Oxazépines	Clozapine
		Loxapine
		Olanzapine
Antidépresseurs		Amitriptyline
		Amoxapine
		Clomipramine
		Désipramine
		Dosulépine
		Doxépine
		Imipramine
		Maprotiline
		Trimipramine

Amines et agonistes sympathomimétiques		Catécholamines	Adrénaline ou Epinéphrine
		Correcteurs d'hypotension	Etiléfrine
			Heptaminol
			Midodrine
			Phényléphrine
		Antimigraineux	Dihydroergotamine
			Ergotamine
		Vasoconstricteurs à visée ORL (décongestionnants)	Ephédrine
			Naphazoline
			Oxymétazoline
			Phényléphrine
			Phénylpropanolamine
			Pseudoéphédrine
			Tuaminoheptane
		Collyres ophtalmologiques (avec passage systémique)	Phényléphrine
		Psychostimulants	Adrafinil
			Modafinil
Antihistaminiques			Alimémazine
			Bromphéniramine
			Buclizine
			Dexchlorphénidramine
			Diménhydrinate
			Diphénhydramine
			Doxylamine
			Méquitazine
			Prométhazine
Agonistes sérotoninergiques Triptans			Almotriptan
			Elétriptan
			Naratriptan
			Sumatriptan
			Zolmitriptan
Hormones thyroïdiennes			Lévothyroxine LT4
			Lithyronine LT3
Diurétiques		Diurétiques de l'anse	Bumétanide
			Furosémide
			Pirétanide
		Diurétiques thiazidiques	Bendrofluméthiazide
			Chlortalidone

Diurétiques	Diurétiques thiazidiques	Clétanide
		Clopamide
		Hydrochlorothiazide
		Indapamide
		Xipamide
	Antialdostérones	Canrénoate de potassium
		Spironolactone
	Amiloride	Amiloride
	Triamtérène	Triamtérène
Amphétamine et dérivés		Méthylphénidate
		Amphétamine
		Métamphétamine
		Méthylène Dioxyamphétamine (MDA)
		Méthylène Dioxymétamphétamine ou ecstasy (MDMA)
		Cathinone
		Sibutramine
Cocaïne		
Cannabis		

Tableau 14. — *Médicaments et drogues potentiellement à risque de favoriser le développement d'une hyperthermie maligne par coup de chaleur*

V/ ÉTUDE À PARTIR DE 41 CAS D'HYPERTHERMIE MALIGNE PAR COUP DE CHALEUR

5.1 MATÉRIEL ET MÉTHODES

Il s'agit d'une étude rétrospective observationnelle et comparative menée au centre hospitalier du Mans. Le Mans a été l'une des villes de France où les conséquences sanitaires de la vague de chaleur du début d'août 2003 ont été les plus marquées, avec une surmortalité de + 169 %. Le nombre quotidien de décès hospitalier a nettement augmenté à partir du 06 août 2003, et a atteint un pic le 11 août 2003.[6]

Figure 2. Nombre journalier de décès hospitaliers et températures moyennes au Mans entre le 25 juillet et le 19 août 2002 et 2003

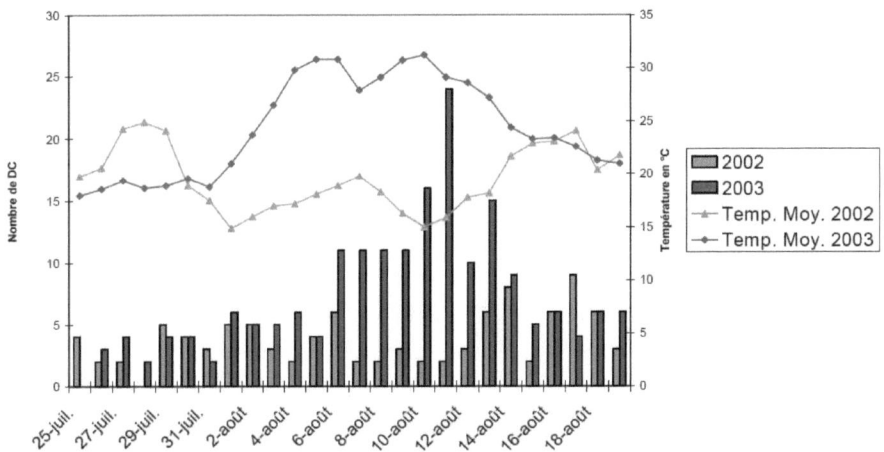

Il a été recensé **41 cas d'hyperthermie maligne par coup de chaleur aux urgences adultes du centre hospitalier du Mans entre le 01 et le 15 août 2003**. Ces 41 patients ont été inclus dans l'étude. Les critères d'inclusion pour les cas étaient les critères de définition de l'hyperthermie maligne par coup de chaleur, c'est à dire une température centrale de plus de 40 °C, associée à des signes de dysfonctionnement du système nerveux central, tels une confusion mentale, un délire, des convulsions et/ou un coma, les autres causes d'hyperthermie ayant pu être raisonnablement exclues.
En plus des 41 cas d'hyperthermie maligne, d'autres patients admis aux urgences adultes de l'hôpital du Mans entre le 01 et le 15 août 2003 ont été inclus dans l'étude. Ces patients constituaient la population dite témoin, représentative de la population

générale. Les critères d'inclusion des témoins étaient un âge supérieur 65 ans (car il apparaît clairement dans la littérature que les cas d'hyperthermie maligne par coup de chaleur sont plus fréquents chez les personnes âgées) et la présence dans les dossiers de ces patients des antécédents, du lieu de vie habituel, de la liste des médicaments pris, d'une température centrale à l'admission. Le seul critère d'exclusion était le diagnostic initial ou rétrospectif d'hyperthermie maligne. Parmi tous les patients admis aux urgences adultes de l'hôpital du Mans entre le 01 et le 15 août 2003, et répondant aux critères d'inclusion et d'exclusion, **123 patients ont été choisis de façon aléatoire et inclus comme témoins dans l'étude.**

Pour tous les patients inclus dans l'étude (cas d'hyperthermie maligne par coup de chaleur et témoins) ont été recueillies les données suivantes : la température centrale à l'admission, les antécédents médicaux et chirurgicaux, le lieu de vie habituel, le traitement médicamenteux pris, et quand il avait été prélevé le ionogramme sanguin à l'admission avec la natrémie, la kaliémie, la protidémie, la créatininémie.

L'analyse des résultats de cette étude a été faite à l'aide du logiciel Excel 2000.
La première partie décrivait le profil des deux échantillons, celui des cas d'hyperthermie maligne par coup de chaleur et celui des témoins, avec le sexe, la répartition par classe d'âges et la moyenne d'âge des patients.
La seconde partie s'est intéressée aux antécédents des deux échantillons.
La troisième partie avait pour but de décrire les caractéristiques cliniques et biologiques des deux populations étudiées.
Enfin la dernière partie de l'étude comparait le nombre de médicaments "à risque", c'est à dire favorisant le développement d'une hyperthermie maligne par coup de chaleur, pris par les patients des deux groupes. Etaient considérés comme médicaments "à risque" tous les médicaments répertoriés dans le tableau 14. (cf. chapitre IV)
Les comparaisons ont été effectuées à l'aide du test du χ^2 pour les effectifs théoriques supérieurs à 5, avec une correction de Yates pour les effectifs théoriques inférieurs à 5 et supérieurs à 3. Une valeur de $p \leq 0,05$ était considérée comme significative statistiquement.

5.2 RÉSULTATS

5.2.1 Profil des échantillons

Tableau 15. — *le profil des 2 échantillons**

	les victimes d'hyperthermie maligne par coup de chaleur	les témoins	p
nombre de patients	41	123	
SEXE			
Hommes	13	55	>0,10
Femmes	28	68	
ÂGE			
< 70 ans	4	6	>0,50
70 – 79 ans	8	37	>0,10
80 – 89 ans	15	57	>0,20
≥ 90 ans	14	23	<0,05
Moyenne d'âge	83 ans	82 ans	

* Les données sont des effectifs

- sexe (figures 3 et 4, tableau 15)

41 patients ayant présenté une hyperthermie maligne par coup de chaleur ont été inclus dans l'étude; 31,7 % étaient des hommes et 68,3 % étaient des femmes, soit un sexe ratio F/H de 2,15.

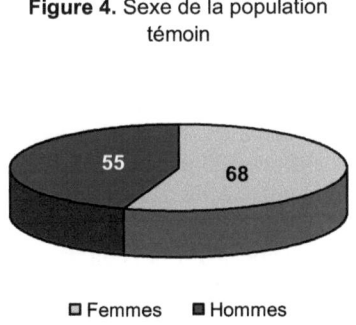

Figure 3. Sexe des 41 cas d'hyperthermie maligne par coup de chaleur

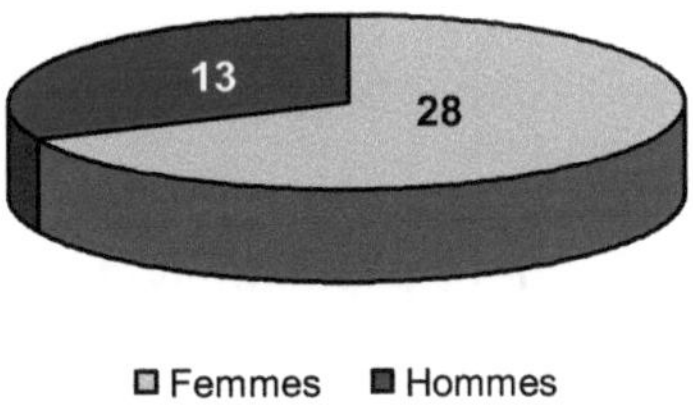

Figure 4. Sexe de la population témoin

Sur les 123 patients inclus dans le groupe des témoins, 44,7 % étaient des hommes et 55,3 % étaient des femmes, soit un sexe ratio F/H de 1,24.

- âge (figure 5, tableau 15)

La moyenne d'âge des 41 patients au diagnostic d'hyperthermie maligne par coup de chaleur était de 83 ans, alors qu'elle était de 82 ans dans le groupe témoin.
L'âge des victimes de coup de chaleur allait de 20 ans à 98 ans. Dans le groupe des témoins les âges variaient de 66 à 96 ans.

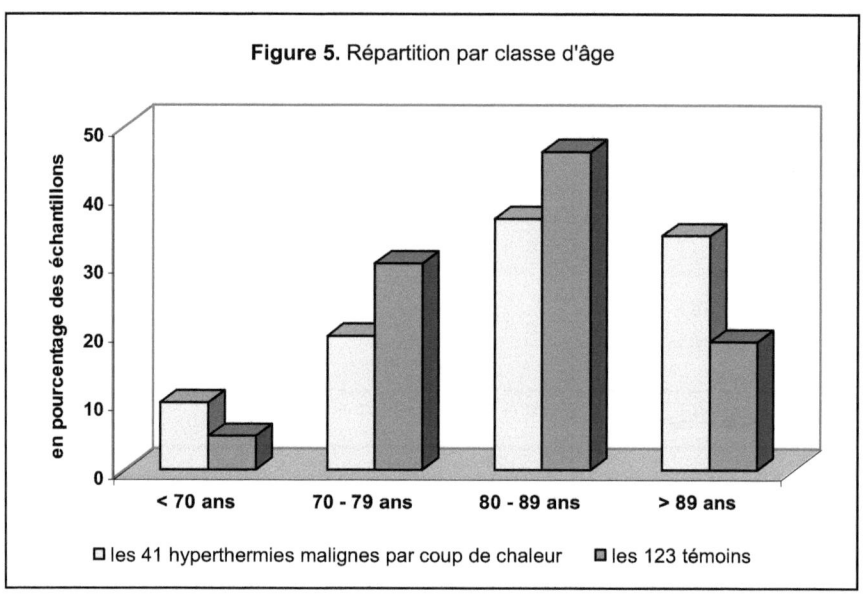

Dans le groupe des 41 cas d'hyperthermie maligne par coup de chaleur, la catégorie d'âge la plus représentée était celle des 80 – 89 ans avec 15 patients (36,6 %), puis on trouvait celle des 90 ans et plus avec 14 patients (34,2 %), ensuite celle des 70 – 79 ans avec 8 cas (19,5 %) et enfin 4 patients avaient moins de 70 ans (9,7 %).

Dans le groupe des 123 témoins, la catégorie d'âge la plus représentée était également celle des 80 – 89 ans avec 57 patients (46,3 %), puis on trouvait celle des 70 – 79 ans avec 37 patients (30,1 %), puis celle des 90 ans et plus (23 patients, 18,7 %) et enfin celle des moins de 70 ans (6 patients, 4,9 %).

Quand on comparait la répartition par classe d'âge des 2 populations étudiées, on ne retrouvait pas de différence significative hormis pour la tranche des 90 ans et plus.

- lieu de vie habituel (figures 6 et 7)

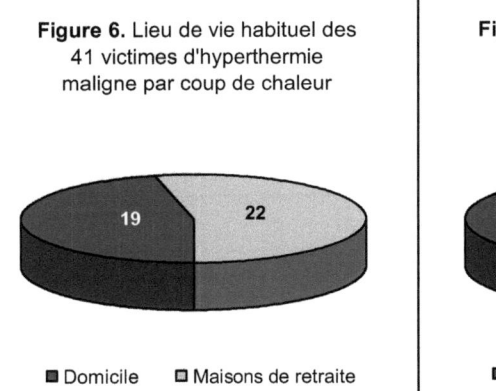

Figure 6. Lieu de vie habituel des 41 victimes d'hyperthermie maligne par coup de chaleur

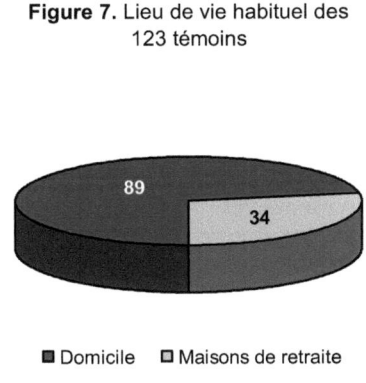

Figure 7. Lieu de vie habituel des 123 témoins

Le pourcentage de patients qui vivaient en maison de retraite était plus important dans le groupe des victimes d'hyperthermie maligne par coup de chaleur. Plus de la moitié des 41 cas de coup de chaleur venait de maison de retraite, 22 patients exactement, soit 53,7 %. Dans le groupe témoin, la majorité venait de leur domicile, avec 89 patients sur les 123, et seulement 34 venaient d'une maison de retraite, soit 26,9 %.

5.2.2 Les antécédents (tableau 16)

Tableau 16. — *Les principaux antécédents des 41 cas d'hyperthermie maligne par coup de chaleur et des 123 témoins**

les antécédents	les victimes d'hyperthermie maligne par coup de chaleur (n = 41)	les témoins (n = 123)	p
Cardiovasculaires	26 (63,4)	97 (78,9)	<0,05
Neurologiques :	14 (34,2)	63 (51,2)	>0,05
séquelles AVC	4 (9,8)	14 (11,4)	
démence	4 (9,8)	24 (19,5)	
Parkinson	2 (4,9)	10 (8,1)	
maladie de Little	2 (4,9)	0	
autres ATCD neurologiques	2 (4,9)	9 (7,3)	
Diabète	6 (14,6)	19 (15,5)	>0,50
BPCO	6 (14,6)	16 (13)	>0,50
Insuffisance hépatique	1 (2,4)	3 (2,4)	•
Pathologie psychiatrique sévère	2 (4,9)	1 (0,8)	•
Obésité	1 (2,4)	6 (4,9)	•
Éthylisme chronique	2 (4,9)	4 (3,3)	•
Aucun ATCD majeur	2 (4,9)	10 (8,1)	>0,50

* Les données sont des effectifs (avec les pourcentages)
• Effectifs trop faibles pour faire un test de comparaison significatif

Dans chacun des deux groupes, des antécédents cardiovasculaires étaient présents chez plus de la moitié des patients. **Le groupe témoin était celui dans lequel le pourcentage d'antécédents cardiovasculaires était le plus élevé**, à 78,9 % contre 63,4 % dans le groupe des victimes d'hyperthermie maligne par coup de chaleur (p<0,05). Les témoins avaient également plus d'antécédents neurologiques, mais sans différence significative, avec plus de séquelles d'accidents vasculaires cérébraux (AVC), plus de démences, plus de maladies de Parkinson.

Deux patients porteurs d'une maladie de Little ont développé une hyperthermie maligne par coup de chaleur, alors qu'aucun cas de maladie de Little n'était recensé chez les 123 témoins.

Le taux d'insuffisance hépatique était strictement identique dans les deux groupes, et les taux de diabète et de BPCO étaient globalement équivalents chez les cas d'hyperthermie maligne et chez les témoins (p>0,50).
Il y avait deux fois plus d'obèses dans la population témoin que chez les victimes d'hyperthermie maligne par coup de chaleur.
Par contre le pourcentage d'éthylique chronique était plus important dans le groupe des cas de coup de chaleur que dans celui des témoins, respectivement 4,9 % contre 3,3 %.

Enfin parmi les 41 patients victimes de coup de chaleur, 2 souffraient de pathologies psychiatriques sévères, contre 1 seul dans le groupe des témoins, soit un pourcentage de 4,9 % contre 0,8 %.

5.2.3 Les caractéristiques cliniques et biologiques

- Température à l'admission (figures 8 et 9)

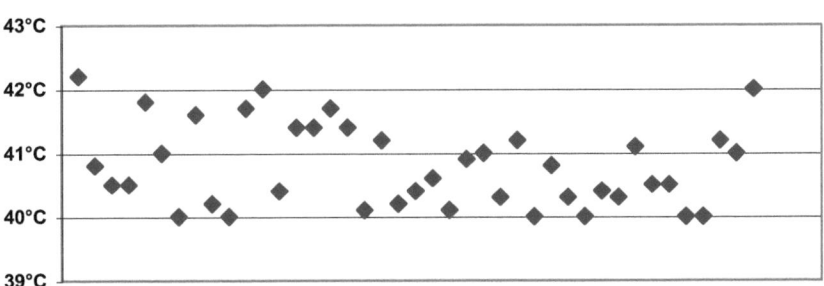

Figure 8. Température centrale à l'admission des 41 cas d'hyperthermie maligne par coup de chaleur

La température à l'admission des 41 victimes d'hyperthermie maligne par coup de chaleur allait de 40 °C à 42,2 °C. La moyenne était de 40,8 °C.

Figure 9. Température centrale à l'admission des 123 témoins

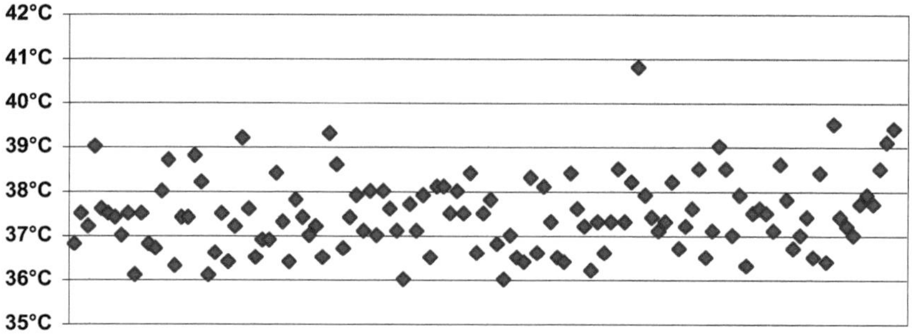

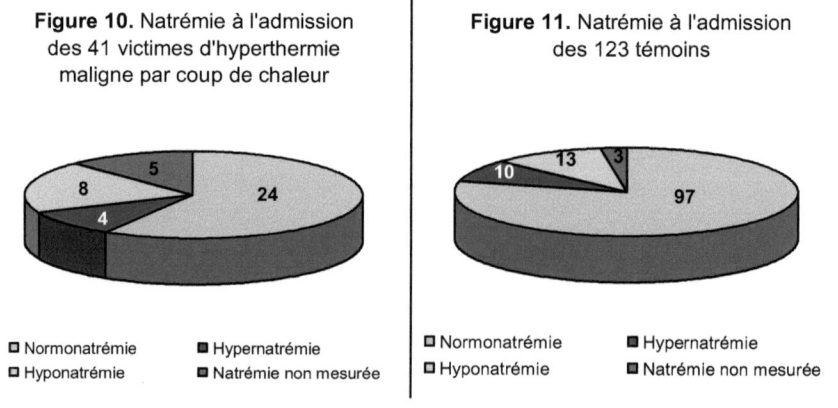

La température centrale des 123 patients témoins allait de 36 °C pour la minimale à 40,8 °C pour la maximale. La moyenne était de 37,5 °C. 27 patients sur les 123 témoins avaient une hyperthermie supérieure à 38 °C, et un seul avait une hyperthermie supérieure à 40 °C.

- Hydratation intracellulaire (figures 10 et 11)

5 des 41 victimes d'hyperthermie maligne par coup de chaleur sont décédées très rapidement après leur admission, avant qu'un premier bilan biologique n'ait pu être prélevé.
Sur les 123 témoins, 3 n'ont pas eu de ionogramme sanguin le jour de leur entrée.

Figure 10. Natrémie à l'admission des 41 victimes d'hyperthermie maligne par coup de chaleur

- Normonatrémie : 24
- Hypernatrémie : 5
- Hyponatrémie : 8
- Natrémie non mesurée : 4

Figure 11. Natrémie à l'admission des 123 témoins

- Normonatrémie : 97
- Hypernatrémie : 13
- Hyponatrémie : 10
- Natrémie non mesurée : 3

Statistiquement il n'y avait pas plus de déshydratation intracellulaire dans le groupe des hyperthermies malignes. En effet, des 41 victimes d'hyperthermie maligne par coup de chaleur, 4 avaient une hypernatrémie à l'entrée, soit 9,8 %, le double avait au contraire une hyponatrémie, et 58,5 % avaient une natrémie normale. Dans le groupe témoin, plus des trois-quarts avaient une natrémie normale, 78,9 % exactement, 8,1 % avaient une hypernatrémie et 10,6 % une hyponatrémie.

- Kaliémie (figures 12 et 13)

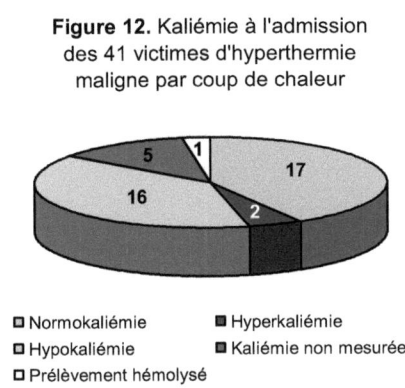

Figure 12. Kaliémie à l'admission des 41 victimes d'hyperthermie maligne par coup de chaleur

☐ Normokaliémie ■ Hyperkaliémie
☐ Hypokaliémie   ■ Kaliémie non mesurée
☐ Prélèvement hémolysé

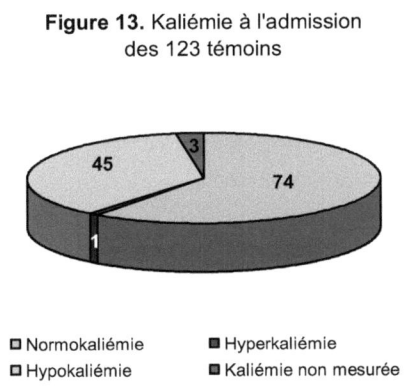

Figure 13. Kaliémie à l'admission des 123 témoins

☐ Normokaliémie ■ Hyperkaliémie
☐ Hypokaliémie   ■ Kaliémie non mesurée

On retrouvait **plus de dyskaliémie chez les victimes** d'hyperthermie maligne par coup de chaleur, avec 39 % d'hypokaliémie et 4,9 % d'hyperkaliémie, que chez les témoins (36,6 % d'hypokaliémie et 0,8 % d'hyperkaliémie) **mais la différence** entre les deux populations étudiées n'était **pas significative**.

- Hydratation extracellulaire (figures 14 et 15)

Les victimes d'hyperthermie maligne par coup de chaleur souffraient plus de déshydratation extracellulaire à leur arrivée aux urgences que les patients témoins, puisqu'ils étaient 24,4 % à avoir une hyperprotidémie dans le groupe des cas de coup de chaleur, contre 6,5 % dans le groupe des témoins (p<0,001).
Ceci étant dans les deux populations étudiées, la majorité des patients n'avaient pas de signe biologique de déshydratation extracellulaire, puisque 24 patients sur les 41 hyperthermies malignes et 103 patients sur les 123 témoins avaient une protidémie normale à l'admission (respectivement 58,5 % et 83,7 %).

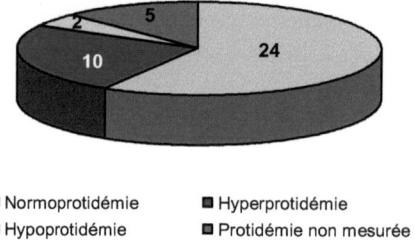

Figure 14. Protidémie à l'admission des 41 victimes d'hyperthermie maligne par coup de chaleur

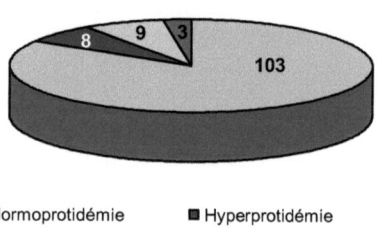

Figure 15. Protidémie à l'admission des 123 témoins

- Fonction rénale (figures 16 et 17)

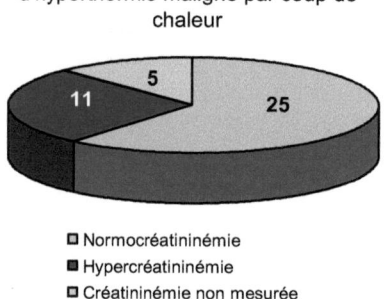

Figure 16. Créatininémie à l'admission des 41 victimes d'hyperthermie maligne par coup de chaleur

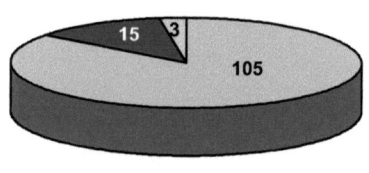

Figure 17. Créatininémie à l'admission des 123 témoins

De même que pour la protidémie, la majorité des patients des deux échantillons avaient une fonction rénale normale à l'entrée, 61 % des cas d'hyperthermie maligne et 85,4 % des témoins. Mais il y avait **plus d'insuffisance rénale dans le groupe des victimes d'hyperthermie maligne par coup de chaleur**, avec 26,8 % des patients avec une hypercréatininémie, que dans le groupe témoin où 12,2 % des patients avaient une créatininémie supérieure à la normale ($p<0,025$).

5.2.4 Les médicaments "à risque" (figures 18 et 19, tableau 17)

Les patients ayant développé une hyperthermie maligne par coup de chaleur prenaient en moyenne 6,5 médicaments par jour, contre 5,82 pour les témoins.
Hormis 3 patients pour lesquels le traitement pris était inconnu, toutes les victimes d'hyperthermie maligne par coup de chaleur prenaient au minimum un traitement médicamenteux par jour. Chez les témoins 4 patients ne prenaient aucun médicament.

Figure 18. Médicaments "à risque" pris par les 41 victimes d'hyperthermie maligne par coup de chaleur

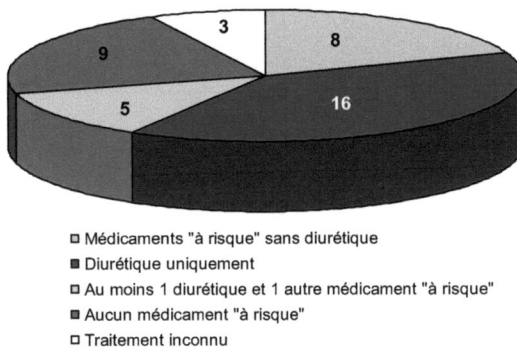

▫ Médicaments "à risque" sans diurétique
■ Diurétique uniquement
▫ Au moins 1 diurétique et 1 autre médicament "à risque"
■ Aucun médicament "à risque"
▫ Traitement inconnu

Figure 19. Médicaments "à risque" pris par les 123 témoins

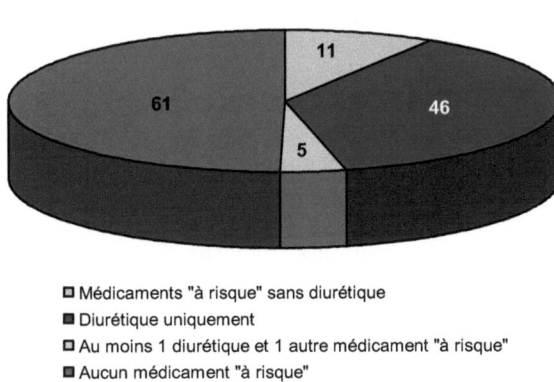

▫ Médicaments "à risque" sans diurétique
■ Diurétique uniquement
▫ Au moins 1 diurétique et 1 autre médicament "à risque"
■ Aucun médicament "à risque"

Concernant les médicaments "à risque", sans faire de distinction entre les différentes molécules, **les victimes d'hyperthermie maligne par coup de chaleur prenaient**

plus de médicaments pouvant favoriser le développement d'un coup de chaleur que les témoins : 70,7 % des patients ayant présenté une hyperthermie maligne par coup de chaleur consommaient au moins 1 médicament "à risque" par jour, contre 50,4 % des témoins (p<0,01).
61 témoins ne prenaient aucun médicament "à risque", contre seulement 9 du groupe coup de chaleur.

Tableau 17. — *Les prises médicamenteuses "à risque"**

	les victimes d'hyperthermie maligne par coup de chaleur (n = 41)	les témoins (n = 123)	p
au moins 1 médicament "à risque" pris par jour	29 (70,7)	62 (50,4)	<0,01
Au moins 1 médicament "à risque" autre qu'un diurétique	13 (31,7)	16 (13)	<0,01
Au moins 1 médicament diurétique	21 (51,2)	51 (41,5)	>0,10
Au moins 1 neuroleptique	4 (9,8)	6 (4,9)	>0,30
Au moins 1 anticholinergique	6 (14,6)	5 (4,1)	<0,05
Au moins 1 antidépresseur	6 (14,6)	8 (6,5)	>0,10
Aucun médicament "à risque"	9 (22)	61 (49,6)	
traitement non connu	3	0	

* Les données sont des effectifs (avec les pourcentages)

Si on considérait les diurétiques uniquement, le **pourcentage de patients sous diurétiques était plus faible dans le groupe témoin** (41,5 % contre 51,2 %) **mais la différence n'était pas significative statistiquement** (p>0,10).

Il y avait **plus de prises médicamenteuses "à risque", autres que les médicaments diurétiques, chez les victimes d'hyperthermie maligne par coup de chaleur que chez les témoins** : 31,7 % contre 13 % (p<0,0025).
Parmi les médicaments "à risque" autres que les diurétiques, les trois classes les plus retrouvées étaient les anticholinergiques, les neuroleptiques, et les antidépresseurs.
Si le pourcentage de patients sous neuroleptiques et de patients sous antidépresseurs était plus important dans le groupe des victimes d'hyperthermie maligne par coup de chaleur, la différence avec le groupe des témoins n'était pas significative.

Par contre le **taux de patient sous anticholinergiques était significativement plus élevé dans le groupe des coups de chaleur** avec 14,6 % contre 4,1 % (p<0,05).

5.3 DISCUSSION

Les victimes d'hyperthermie maligne par coup de chaleur prenaient plus de médicaments à risque que la population témoin, alors que les autres facteurs de risque au développement d'un coup de chaleur, pris en compte dans cette étude, étaient identiques dans les deux échantillons, excepté l'âge (il y avait plus de patients de 90 ans et plus dans le groupe des hyperthermies malignes). Le rôle iatrogène des médicaments dans la pathogénie de l'hyperthermie maligne par coup de chaleur serait donc prépondérant, par rapport aux autres facteurs favorisants. Parmi les molécules incriminées, les anticholinergiques semblent particulièrement favorisants.

- Profil des populations

Le sexe ratio du groupe témoin était comparable au sexe ratio de la population générale. Même si il y avait proportionnellement plus de femmes dans le groupe des hyperthermies malignes par coup de chaleur, la différence avec le groupe des témoins n'était pas significative. De plus le sexe ne constitue pas en soi un facteur de risque au développement d'une hyperthermie maligne par coup de chaleur. Les différences de sensibilité entre sexes aux troubles de la thermorégulation restent discutées [52], même si certains évoquent une plus grande sensibilité des hommes par rapport aux femmes, en réponse au stress thermique.[53] Inversement le coup de chaleur touche préférentiellement les personnes âgées. Or le sexe ratio de la population augmente en faveur des femmes quand l'âge de la population augmente.
Selon les études, le coup de chaleur touche différemment les hommes et les femmes. D'une façon générale, alors que les femmes sont plus touchées en Europe, cette tendance est inversée aux Etats-Unis ou au Canada.

Dans notre étude, il y avait proportionnellement plus de patients de 90 ans et plus parmi les victimes d'hyperthermie maligne par coup de chaleur que dans l'échantillon des témoins, mais les moyennes d'âge des deux groupes étaient pratiquement équivalentes, et supérieures à la population générale.
Cette différence de pourcentage de patients très âgés explique en partie la différence observée entre les deux groupes concernant le lieu de vie habituel des patients. En effet en Sarthe, dans la population des plus de 90 ans une personne sur trois vit en maison de retraite, contre 12 % des personnes de plus de 75 ans. Il est donc logique que le surplus de pourcentage de patients de 90 ans et plus dans le groupe des

hyperthermies malignes par coup de chaleur soit corrélé à un plus grand pourcentage de patients vivant en maison de retraite.
Mais si un âge extrême est un facteur de risque au développement d'un coup de chaleur, le fait de vivre en maison de retraite ne l'est pas.

- Les antécédents

Il est surprenant de constater qu'il y avait plus d'antécédents cardiovasculaires chez les témoins que chez les victimes d'hyperthermie maligne par coup de chaleur. Les pathologies cardiovasculaires constituent un facteur de risque au développement d'une hyperthermie maligne par coup de chaleur, en période chaude. Ainsi dans l'étude les témoins avaient en théorie un risque accru de développer un coup de chaleur par rapport aux victimes, en raison de leurs antécédents cardiovasculaires. Néanmoins il convient de relativiser cette majoration de risque. Tous les antécédents cardiovasculaires quels qu'ils soient étaient comptabilisés. Aucune différence n'était faite entre un patient souffrant d'une hypertension artérielle simple, débutante, et un patient coronarien depuis des années, ponté à plusieurs reprises, ayant présenté plusieurs infarctus du myocarde, avec une dyspnée stade III…. Les notions de sévérité, de gravité, de stade évolutif de la pathologie cardiovasculaire, et donc de retentissement fonctionnel de la maladie, n'étaient pas évaluées. On peut donc imaginer que les victimes d'hyperthermie maligne par coup de chaleur avaient moins d'antécédents cardiovasculaires que les témoins, mais ces antécédents étaient peut-être plus lourds, plus évolués, d'où une limitation majorée des capacités à s'adapter aux modifications nécessaires pour augmenter les pertes caloriques en ambiance chaude, et donc un risque accru de développer un coup de chaleur.

Pour les mêmes raisons de manque de précision de la sévérité ou du stade évolutif des antécédents, il convient d'analyser avec réserves les taux de diabète, de broncho-pneumopathie chronique obstructive, et d'antécédents neurologiques observés dans les deux échantillons étudiés.

Différentes études ont montré que les antécédents d'insuffisance hépatique, d'obésité et d'éthylisme chronique, étaient associés à une augmentation du risque de développer une hyperthermie maligne par coup de chaleur.[54] C'est pourquoi ces antécédents sont décrits dans la littérature comme des facteurs de risque au développement d'un coup de chaleur.[13, 16] Mais dans notre étude, en raison du faible nombre de patients souffrant de ces pathologies dans chacun des deux groupes, aucune comparaison et aucune conclusion n'ont pu être faites.
Il est à noter que le taux de patients éthyliques chroniques a probablement été sous-estimé. Peu de patients reconnaissent leur dépendance énolique (d'autant plus que la limite entre une consommation régulière de vin à table ou d'alcool en apéritif, et un alcoolisme chronique, reste imprécise pour la plupart des gens) et on sait que la consommation avouée d'alcool est moindre que la consommation réelle.

Une pathologie psychiatrique sévère constitue en soi un facteur de risque au développement d'un coup de chaleur.[15] De plus les patients souffrant de troubles psychiatriques sévères ont généralement un traitement médicamenteux adapté à leurs maladies. Or les trois classes de médicaments les plus prescrits en psychiatrie sont les neuroleptiques, les antidépresseurs cholinergiques et les benzodiazépines. Les neuroleptiques et les antidépresseurs sont des molécules qui sont susceptibles de favoriser le développement d'une hyperthermie maligne par coup de chaleur. Les patients aux antécédents de pathologie psychiatrique sévère auraient donc un risque plus élevé de développer une hyperthermie maligne, à cause de leur maladie, et aussi en raison de la thérapeutique qui l'accompagne.

Dans notre étude, le faible nombre de patients aux antécédents psychiatriques dans chacun des deux groupes nous empêchait de pouvoir tirer une conclusion.

- Biologie

Les anomalies biologiques observées au cours des hyperthermies malignes par coup de chaleur sont variées, inconstantes et non spécifiques de cette pathologie. Parmi les troubles biologiques fréquemment constatés dans les différentes études sur les coups de chaleur, on retrouve une hypophosphatémie, une hypokaliémie, une hyperprotidémie et une hypercalcémie reflétant l'hémoconcentration, et dans les cas les plus graves une coagulation intravasculaire disséminée.[11]

Dans notre étude, nous n'avons pas constaté de surplus d'hypokaliémie chez les victimes d'hyperthermie maligne par coup de chaleur, par rapport au groupe témoin. Par contre les victimes de coup de chaleur avaient des signes de déshydratation plus marqués que les témoins, avec une protidémie plus élevée. Néanmoins les résultats observés au cours de notre étude confirment le caractère inconstant de cette anomalie biologique puisque seulement 24,4 % des patients ayant développé une hyperthermie maligne par coup de chaleur avaient une hyperprotidémie.

L'excès d'insuffisance rénale retrouvé chez les cas de coup de chaleur reflétait probablement une insuffisance rénale fonctionnelle en rapport avec la déshydratation extracellulaire. Dans la littérature, la déshydratation et l'insuffisance rénale sont citées comme des facteurs de risque au développement d'une hyperthermie maligne.[12-16] Mais l'hyperprotidémie et l'hypercréatininémie observées chez les victimes de coup de chaleur dans notre étude, peuvent être interprétées soit comme une conséquence du développement d'une hyperthermie maligne par coup de chaleur, soit comme un facteur ayant favorisé le développement de cette pathologie.

- Les médicaments "à risque"

Les quatre types d'hyperthermies malignes ont en commun le rôle favorisant des médicaments dans leur pathogénie. Pour l'hyperthermie maligne peranesthésique et le syndrome malin des neuroleptiques, les médicaments n'ont pas qu'un simple rôle favorisant puisqu'il s'agit de pathologies iatrogènes directement induites par ceux-ci.[7-9] Dans l'hyperthermie maligne d'effort, le rôle favorisant des médicaments interférant avec la thermorégulation, et aussi de l'usage de substances dopantes a été clairement démontré.[11]
Dans l'hyperthermie maligne par coup de chaleur, de nombreux médicaments peuvent être impliqués dans la pathogénie de la maladie, sur la base de leurs mécanismes d'action (propriétés pharmacodynamiques et profil pharmacocinétique) et sont donc unanimement considérés comme des facteurs de risque au développement de cette pathologie.
Dans la littérature les études confirmant l'augmentation du risque relatif de développer une hyperthermie maligne par coup de chaleur en cas de prise de médicaments "à risque" sont rares. Deux revues récentes[52,54] font référence aux résultats d'une étude cas-témoins ancienne[55], conduite après la vague de chaleur ayant frappé les villes américaines de St Louis et Kansas City en juillet 1980. Cette étude cas-témoins ancienne a montré une augmentation significative du risque de décès par coup de chaleur lorsque des neuroleptiques, et uniquement cette classe médicamenteuse, étaient présents. Il n'y avait pas de majoration significative du risque de décès avec les anticholinergiques (autres que les neuroleptiques), les diurétiques, les sympathomimétiques, les hormones thyroïdiennes et tous les autres médicaments considérés comme "à risque". De plus cette étude n'a pas montré d'augmentation significative du risque de développer une hyperthermie maligne par coup de chaleur non létale lorsqu'un ou plusieurs médicaments "à risque" étaient présents.

Dans notre étude nous n'avons pas fait de distinction parmi les cas de coup de chaleur entre les cas décédés et les cas avec une issue non fatale.
Le pourcentage de patients prenant des médicaments "à risque" était significativement plus important dans le groupe des victimes de coup de chaleur. Le calcul des odds ratio permet de montrer que le risque de développer une hyperthermie maligne par coup de chaleur était significativement majoré en cas de prise de médicaments "à risque". Si on effectue une analyse plus détaillée des résultats de notre étude, on constate qu'il n'y avait pas de différence significative de prise de diurétiques entre les cas témoins et les cas d'hyperthermie maligne par coup de chaleur. Par contre la consommation des autres médicaments "à risque" était plus fréquente chez les patients victimes de coup de chaleur. Ces autres médicaments "à risque" étaient tous des molécules aux effets atropiniques. Il s'agissait de neuroleptiques, d'antidépresseurs, et d'antispasmodiques (à visée gastro-intestinale et urologique). Etant donné le faible nombre de patients inclus dans l'étude, et la grande diversité de traitement à effet anticholinergique utilisé en pratique courante, il était difficile d'étudier et de comparer la fréquence de prise d'un médicament en

particulier, et impossible d'établir un classement des médicaments les plus "à risque" de favoriser le développement d'une hyperthermie maligne par coup de chaleur aux médicaments les moins "à risque". On note simplement que la différence du taux de patients sous neuroleptiques était statistiquement non significative entre les témoins et les cas d'hyperthermie maligne; de même pour les antidépresseurs. Par contre il y avait proportionnellement, et de façon significative, plus de patients sous anticholinergiques autres que les neuroleptiques et les antidépresseurs dans le groupe des victimes de coup de chaleur. La prise de médicaments anticholinergiques autres que les neuroleptiques et les antidépresseurs était corrélée à une augmentation du risque de développer une hyperthermie maligne par coup de chaleur. Cependant les faibles effectifs limitent la significativité des résultats, et leur puissance. Des études complémentaires seraient nécessaires avant de pouvoir émettre la moindre conclusion sur les molécules les plus "à risque".

La prise de médicaments "à risque" est retrouvée selon les études, chez 55 à 75 % des patients victimes d'une hyperthermie maligne par coup de chaleur. Notre étude confirme ces chiffres, puisque 70,7 % des 41 cas de coup de chaleur prenaient au moins un médicament "à risque".
Mais si de nombreux médicaments sont considérés comme des facteurs de risque au développement d'une hyperthermie maligne par coup de chaleur, le rôle déclenchant des médicaments dans le coup de chaleur n'a pas été prouvé. Si ce rôle des médicaments a été évoqué et discuté dans de nombreux articles, il n'a pas été possible d'établir de relation de causalité entre la prise d'un médicament et la survenue d'un coup de chaleur. Et notre étude n'apporte pas d'élément nouveau à ce sujet.

- Les limites de l'étude

Les résultats de cette étude méritent, malgré leur significativité statistique, d'être interprétés avec beaucoup de réserves. En effet notre étude présente plusieurs limites.

L'hyperthermie maligne est une pathologie liée à la chaleur, et ne se développe que lors de conditions climatiques particulières. De **nombreux facteurs pouvant influer sur la température**, et donc modifiant le risque de développer un coup de chaleur, n'ont **pas été pris en compte**.
Les patients étaient-ils directement exposés au soleil ? Pendant quelle durée ? Au contraire se trouvaient-ils à l'ombre ?
Nous n'avions pas de renseignements sur les **caractéristiques isolantes des lieux d'habitation** des patients. Or entre un appartement en HLM exposé plein sud, et une vieille maison particulière en pierres exposée plein nord, la température à l'intérieur du bâtiment varie de plusieurs degrés Celsius. Malgré des conditions climatiques extérieures identiques, le risque d'installation d'une hyperthermie maligne par coup de chaleur est donc différent selon les caractéristiques isolantes des lieux d'habitation.
De même, la **présence ou non d'air climatisé**, voire de simples ventilateurs, dans les lieux de résidence va minorer ou au contraire majorer le risque de développement d'un coup de chaleur. La climatisation et la ventilation favorisent la déperdition calorique par évaporation et diminuent le risque d'apparition d'une hyperthermie maligne. Suite à la canicule de l'été 2003, l'Etat a d'ailleurs instauré une loi imposant la présence d'au moins une pièce climatisée dans toutes les maisons de retraite de France. Notre étude n'a pas du tout abordé cette question.
De même la situation sociale (personne socialement isolée ou non) de chaque patient inclus dans l'étude n'était pas précisée.
Ces éléments, non exhaustifs, sont difficiles à préciser dans une étude rétrospective faite à partir de dossiers médicaux et rendent compliquée la réalisation d'une véritable enquête cas-témoins. Dans notre étude, seuls les facteurs de risque personnels et les médicaments ont été retenus et analysés. **Les facteurs de risque environnementaux n'ont pas été pris en compte**. Aussi considérer que les deux populations, celle des victimes d'hyperthermie maligne par coup de chaleur et celle des témoins, avaient les mêmes facteurs de risque au développement d'un coup de chaleur, hormis les médicaments, était inexact.

Le **manque de précision de la sévérité, de la gravité des antécédents médicaux**, avec le stade évolutif de la maladie au moment de la canicule d'août 2003 et le retentissement fonctionnel, diminue la valeur du test comparatif des antécédents des deux populations étudiées. Il convient donc de relativiser l'équité statistique des antécédents des deux échantillons.

Concernant les médicaments, on peut nous reprocher de n'avoir **pas** fait dans l'étude **de distinguo entre un patient prenant un médicament "à risque" et un patient en prenant plusieurs**. Or logiquement, le risque de développer une hyperthermie maligne par coup de chaleur augmente avec le nombre de prises médicamenteuses "à risque". Nous avons fait une analyse qualitative et non pas quantitative.

De plus nous n'avons **pas tenu compte des posologies des médicaments** pris. Pour certaines molécules, les effets secondaires sont dose-dépendants, et donc plus la quantité absorbée est importante, plus les effets secondaires sont marqués. En d'autres termes, entre deux patients prenant le même médicament "à risque", celui qui aura la dose la plus forte, aura un risque théorique plus élevé de développer un coup de chaleur. C'est le cas notamment pour les diurétiques. Cette notion de posologie a sciemment été négligée dans notre étude.

Il faut également noter que la liste des traitements médicamenteux pris par les patients était obtenue par l'interrogatoire des patients directement, ou par l'interrogatoire des proches du patient, ou à partir d'une ordonnance du malade. Or on sait que le traitement avoué diffère parfois du traitement réel, et qu'en France l'observance n'est que de 50 % et l'**automédication dépasse 30 %**. Les patients inclus dans l'étude ingéraient donc peut-être d'autres molécules "à risque" que celles notées dans les dossiers médicaux. De même la consommation de stupéfiants est rarement avouée par les patients, et la question n'est pas systématiquement posée par les médecins. Pour cette raison, le **nombre de patients prenant des drogues a probablement été sous-évalué** dans notre étude. Or comme nous l'avons détaillé plus haut, le cannabis, la cocaïne, les amphétamines… favorisent, en théorie, le développement d'une hyperthermie maligne.

Notre **choix des médicaments "à risque"**, bien que fondé sur la base des données de la littérature, est également très **discutable**. Si pour certains médicaments leur influence sur la température corporelle en ambiance chaude a été étudiée expérimentalement, pour d'autres cette influence n'a été que constatée cliniquement; et enfin pour beaucoup de molécules l'effet sur la température corporelle, en ambiance chaude, n'est que supposé sur la base de leurs mécanismes d'action. Aussi notre liste des molécules susceptibles de favoriser le développement d'une hyperthermie maligne par coup de chaleur peut être contestée.

De plus **une classe médicamenteuse ne figure pas, et à tort, dans cette liste**, qui se veut exhaustive; il s'agit des **β-bloquants**. Les β-bloquants en raison de leurs effets cardiovasculaires sont en théorie des médicaments qui favorisent le développement d'une hyperthermie maligne par coup de chaleur. En effet ils ralentissent la fréquence cardiaque, diminuent le débit cardiaque et s'opposent à la vasodilatation due aux récepteurs β_2. Ils limitent donc les mécanismes d'adaptation cardiovasculaire induits pour lutter contre une augmentation de la température corporelle. Et bien qu'aucune étude n'ait montré de façon significative de dysrégulation thermique avec l'utilisation de β-bloquants, cette classe médicamenteuse est classiquement citée comme un facteur de risque au développement d'un coup de chaleur.[12, 13, 15, 16, 27]

En considérant les β-bloquants comme des molécules susceptibles de favoriser le développement d'une hyperthermie maligne par coup de chaleur, les résultats de notre étude seraient sûrement différents, et nos conclusions s'en trouveraient peut-être modifiées.

Enfin, le but initial de cette étude était de prouver que la prise de certains médicaments était associée à une majoration du risque de développer une hyperthermie maligne par coup de chaleur. Mais le **nombre de victimes de coup de chaleur est trop faible**, et **l'appariement des cas et des témoins trop imparfait** (en raison de nombreux facteurs de confusion non pris en compte), pour obtenir une étude de puissance statistique suffisante, pour calculer les odds ratio relatifs aux facteurs étudiés, et pour tirer un intérêt des tests de comparaison. Notre enquête, bien que menée comme une étude cas-témoins, permet de dégager **uniquement des éléments descriptifs**.

En raison de ces différentes limites et différents biais, il convient de modérer les résultats exposés précédemment.

VI/ **CONCLUSION**

L'hyperthermie maligne par coup de chaleur est une pathologie aiguë, induite par la chaleur, dont l'évolution peut aboutir au décès. Malgré un traitement optimal rapidement instauré, le pronostic de cette maladie reste sombre, d'autant plus lorsque les populations âgées sont concernées. Toutes les mesures préventives, destinées à éviter le développement de cette pathologie, revêtent donc un rôle primordial.
Les professionnels de la santé, et les médecins en particulier, peuvent activement participer à cette prévention. Si les médecins ont le pouvoir de prescrire, ils ont également le pouvoir et le devoir de ne pas prescrire et d'arrêter un traitement dont les risques sont supérieurs aux bénéfices attendus. Ainsi en période caniculaire, outre la divulgation de conseils de bons sens, il est du devoir des médecins de repérer les populations à risque, et de réévaluer leurs traitements médicamenteux. Car si l'hyperthermie maligne par coup de chaleur est une pathologie induite par la chaleur, qui ne survient que lors de conditions climatiques particulières, la responsabilité de certains médicaments dans sa pathogénie, en tant que rôle favorisant, est clairement établie.
L'étude menée à partir des 41 victimes de coup de chaleur recensées aux urgences adultes de l'hôpital du Mans entre le 01 et le 15 août 2003 confirme que le coup de chaleur touche principalement les personnes âgées, et que la prise de médicaments "à risque" est retrouvée dans près de 70 % des cas. De plus cette étude semble montrer le rôle prépondérant des médicaments, par rapport aux autres facteurs de risque personnels (âge, antécédents médicaux), dans le développement de l'hyperthermie maligne par coup de chaleur. Parmi les médicaments incriminés, les molécules aux propriétés anticholinergiques étaient les plus retrouvées.
Mais les différents résultats observés mériteraient d'être étayés par des études complémentaires, et notamment des études cas-témoins à grands effectifs. Car l'absence de prise en compte des facteurs favorisants environnementaux, et la présence de nombreux biais, limitent la puissance statistique de l'étude et sa valeur scientifique.

Annexe 1 : Adaptation des recommandations en cas de fortes chaleurs pour des populations spécifiques : les sportifs, les travailleurs, les nourrissons et les enfants [15]

Les sportifs
(alerte niveau 3)

Si vous n'êtes pas entraînés, il ne faut pas démarrer ou reprendre une activité physique ou sportive en période de forte chaleur.
Même si vous êtes entraînés, les mesures suivantes sont nécessaires :
- Ne commencez une activité physique que si vous êtes en forme, en pleine possession de vos moyens ; ne participez pas à une compétition
- Réduisez les activités physiques et sportives, et évitez absolument les activités effectuées au soleil ou aux heures les plus chaudes de la journée
- Pratiquez votre activité physique à l'ombre et en milieu aéré
- Portez un chapeau à large bord et protégez-vous la nuque; évitez les coups de soleil (crème solaire); portez des lunettes de soleil; aspergez-vous régulièrement le visage et la nuque d'eau
- Portez des vêtements amples, aérés et clairs; les chaussures doivent si possible permettre une bonne évacuation calorique avec un isolement au niveau de la semelle
- En cas de céphalées, de troubles de la vue, de sensations anormales (équilibre, jugement…) : arrêtez l'exercice physique, aspergez-vous d'eau et restez à l'ombre dans un endroit aéré. Surveillez également les personnes vous entourant si vous êtes dans un groupe.
- Contrôlez votre hydratation :
  - **quand boire**
    - Il faut boire avant, pendant et après l'effort.
    - Buvez 100 ml (un verre) toutes les 10 minutes
  - **que boire :**
    ⇒ **Pendant l'effort :**
    - Evitez de boire de l'eau pure en trop grande quantité qui peut induire une diminution de la concentration de sodium dans le sang.
    - La vidange gastrique, donc l'assimilation d'eau est optimale pour des solutions contenant :
      - 30 à 80 g de glucose/l
      - 400 à 1100 mg de sodium/l

    ⇒ **Après l'effort :** Boisson de récupération
    - A l'arrêt de l'exercice, il est indispensable de compenser le déficit hydrique créé. Le contrôle du poids sur la balance permet d'estimer le volume d'eau perdu.
    - L'addition de glucides à cette solution permet en outre la recharge des stocks de glycogène consommés.
    - Vous choisirez une eau minéralisée en bouteille à laquelle vous ajouterez 50 g de sucre ou des solutions préparées que l'on trouve dans le commerce.

Attention à la composition des boissons si vous êtes soumis à un régime appauvri ou sans sel; l'avis d'un médecin est nécessaire.

Les travailleurs

Le coup de chaleur peut se produire lorsqu'on exécute un travail physique en ambiance chaude. Il survient lorsque le corps ne réussit pas à se refroidir suffisamment : sa température, normalement de 37 °C augmente et peut atteindre 40 °C

En été, les périodes de canicule sont particulièrement propices aux coups de chaleur et plusieurs facteurs peuvent y contribuer.

Facteurs environnementaux
- Ensoleillement intense
- Température ambiante élevée
- Humidité élevée
- Peu de circulation d'air ou circulation d'air très chaud
- Pollution atmosphérique

Facteurs liés au travail
- Travail physique exigeant (manutentions lourdes et/ou très rapides)
- Pauses de récupération insuffisantes
- Port de vêtements de travail empêchant l'évaporation de la sueur
- Chaleur dégagée par les machines, les produits et les procédés de travail (fonderies, boulangeries, pressing)
- Utilisation de produits chimiques (solvants, peintures…)

Facteurs personnels

- Acclimatation à la chaleur insuffisante (processus d'adaptation par lequel une personne accroît sa tolérance à la chaleur lorsqu'elle est exposée progressivement à une ambiance chaude constante pendant une période suffisante (7 à 12 jours)
- Méconnaissance du danger relié au coup de chaleur
- Mauvaise condition physique
- Insuffisance de consommation d'eau
- Manque de sommeil
- Consommation excessive d'alcool, de tabac, ou d'une alimentation trop riche
- Maladies ou prise de médicaments
- Port de vêtements trop serrés et trop chauds

Mesures de prévention pour les employeurs avant l'alerte

- Prévoir des mesures correctives possibles sur des bâtiments ou locaux existants (stores, volets, faux plafonds, rafraîchissement d'ambiance, ventilation forcée de nuit, films anti-solaires sur les parois vitrées etc…)
- Prévoir de mettre à la disposition des personnels des moyens utiles de protection (ventilateurs d'appoint, brumisateurs d'eau minérale, vaporisateurs d'humidification, stores extérieurs, volets…)
- Mettre en place des protections pour éviter tout contact corporel avec les surfaces, notamment métalliques, exposées directement au soleil

- Prévoir des zones d'ombre ou des abris pour l'extérieur et/ou des aires climatisées (R.232-1-10 du code du travail)

Alerte niveau 1 et 2, mesures pour les employeurs :

- Vérifier quotidiennement les conditions météorologiques
- Surveiller la température ambiante
- Prévoir des adaptations techniques permettant de limiter les effets de la chaleur
- **Informer tous les travailleurs** des risques, des moyens de prévention (voir niveau 3 ci-dessous), des signes et symptômes du coup de chaleur (cf. fiche…)
- **Informer les CHSCT (et/ou afficher visiblement en l'absence de CHSCT) les recommandations à mettre en œuvre pour le niveau 3 (cf. ci-dessous)**
- Prévoir des sources d'eau potable à proximité des postes de travail
- Prévoir des pauses régulières
- Fournir des aides mécaniques à la manutention

Alerte niveau 3

Mesures de protection des travailleurs

- Penser à consulter le bulletin météo (radio, presse…)
- Surveiller la température ambiante
- Boire, au minimum, l'équivalent d'un verre d'eau toutes les 15-20 minutes, même si l'on n'a pas soif
- Porter des vêtements légers qui permettent l'évaporation de la sueur (ex. vêtements de coton), amples, et de couleur claire si le travail est à l'extérieur
- Se protéger la tête du soleil
- Adapter son rythme de travail selon sa tolérance à la chaleur et organiser le travail de façon à réduire la cadence (travailler plus vite pour finir plus tôt peut être dangereux !…)
- Dans la mesure du possible, réduire ou différer les efforts physiques intenses, et reporter les tâches ardues aux heures les plus fraîches de la journée
- Alléger la charge de travail par des cycles courts travail/repos (exemple : pause toutes les heures)
- Réclamer et utiliser systématiquement les aides mécaniques à la manutention (diables, chariots, appareils de levage, etc.)
- Penser à éliminer toutes les sources additionnelles de chaleur (éteindre le matériel électrique non utilisé…)
- Utiliser un ventilateur (seulement si la température de l'air **ne dépasse pas** 32 °C ; au-delà cela peut être dangereux car augmentant la température)
- Eviter toute consommation de boisson alcoolisée (y compris la bière et le vin…)
- Faire des repas légers et fractionnés
- Redoubler de prudence si on a des antécédents médicaux et si l'on prend des médicaments (diurétiques, sédatifs, tranquillisants…)
- Cesser immédiatement toute activité dès que des symptômes de malaise se font sentir et prévenir les collègues, l'encadrement, le médecin du travail… ne pas hésiter à consulter un médecin

- Inciter les travailleurs à se surveiller mutuellement pour déceler rapidement les signes ou symptômes du coup de chaleur et les signaler à l'employeur et au médecin du travail
- En cas de situation de danger considéré comme "grave et imminent", penser à invoquer le droit de retrait (L.231-8)

Pour les employeurs, évacuation des locaux climatisés si la température intérieure atteint ou dépasse 34 °C en cas de défaut prolongé du renouvellement d'air (recommandation CNAM R.226)

Comment reconnaître le coup de chaleur :

Si, au cours de travaux exécutés en ambiance chaude, un travailleur présente l'un des symptômes suivants :
- Grande faiblesse, grande fatigue, étourdissements, vertiges
- S'il tient des propos incohérents, perd l'équilibre, perd connaissance

ATTENTION !
Il peut s'agir des premiers signes d'un coup de chaleur, c'est une urgence médicale.

Il faut agir **RAPIDEMENT**, **EFFICACEMENT**, et lui donner les premiers secours.

- Alerter les premiers secours en composant le 15 ou le 18
- Transporter la personne à l'ombre ou dans un endroit frais et lui enlever ses vêtements
- Asperger le corps de la personne d'eau fraîche
- Faire le plus de ventilation possible
- Donner de l'eau fraîche en petites quantités si la personne est consciente

Les nourrissons et les enfants (alerte niveau 3)

La chaleur expose les nourrissons et les enfants au coup de chaleur et au risque de déshydratation rapide : ils sont plus sensibles à ces risques du fait de leur jeune âge (thermorégulation moins efficace, part d'eau dans leur poids corporel plus importante que celui de l'adulte); par ailleurs, ils ne peuvent accéder sans aide extérieure à des apports hydriques adaptés.

Afin de protéger les enfants, il est recommandé de rappeler aux parents les conseils suivants :

- les faire boire régulièrement des boissons fraîches, en plus du régime alimentaire habituel, même en l'absence de demande, en l'aidant à boire
- ne jamais les laisser seuls dans une voiture ou une pièce mal ventilée, même pour une courte durée
- prévoir d'emporter pour tout déplacement en voiture des quantités d'eau suffisante
- éviter de les sortir à l'extérieur pendant les pics de chaleur, particulièrement s'il s'agit d'un nourrisson (moins de un an)
- en cas de sortie, les vêtir légèrement en préférant des vêtements amples, légers, de couleur claire sans oublier un chapeau
- à l'intérieur, ne pas hésiter à laisser les bébés en simple couche, particulièrement pendant le sommeil
- aérer les pièces, voitures, locaux et occulter les fenêtres exposées au soleil durant la journée
- leur proposer des bains fréquents dans la journée (1 à 2 degrés au-dessous de la température corporelle)

Les signes qui doivent alarmer :
Les premiers signes du coup de chaleur associent une fièvre, une pâleur, une somnolence ou une agitation inhabituelle, une soif intense avec une perte de poids. Il faut mettre l'enfant dans une pièce fraîche, lui donner immédiatement et régulièrement à boire, faire baisser la fièvre par un bain à 1 à 2 degrés au-dessous de la température corporelle et donner du paracétamol à une dose adaptée au poids.

En cas de signes de gravité :
Troubles de la conscience, refus ou impossibilité de boire, troubles de l'hémodynamique, fièvre supérieure à 40 °C résistante aux mesures de refroidissement, signes majeurs de déshydratation, appeler sans tarder le SAMU en composant le 15 ou le 18.

Annexe 2 : Recommandations de l'AFSSAPS sur le bon usage des médicaments en cas de vague de chaleur [27]

En cas de vague de chaleur, les mesures préventives les plus importantes et les plus immédiates à mettre en place reposent sur :
- la surveillance de l'état général des patients au plan clinique et biologique tenant compte de l'ensemble des facteurs de risque,
- et sur un ensemble de mesures hygiéno-diététiques, notamment le rafraîchissement, l'aération et l'hydratation.

En aucun cas il n'est justifié d'envisager d'emblée et systématiquement une diminution ou un arrêt des médicaments pouvant interagir avec l'adaptation de l'organisme à la chaleur.

Il est nécessaire de procéder à une **évaluation clinique de l'état d'hydratation** des personnes à risque avant de prendre toute décision thérapeutique, **complétée** notamment par :
- une évaluation des apports hydriques;
- le recueil du poids, de la fréquence cardiaque et de la tension artérielle du patient;
- un bilan ionogramme complet et créatinine incluant l'évaluation de la clairance de la créatinine par la formule de Cockcroft et Gault.

En cas de vague de chaleur, il est recommandé aux professionnels de santé qui sont amenés à prendre en charge des patients présentant des facteurs de risque de :

• dresser la liste des médicaments pris par le patient, qu'ils soient sur prescription ou en automédication ;

• identifier les médicaments pouvant altérer l'adaptation de l'organisme à la chaleur, en consultant la liste figurant sur le présent document et en se reportant avec attention aux mentions légales des médicaments (RCP) qui comportent les informations nécessaires pour procéder à cette évaluation ;

• réévaluer l'intérêt de chacun des médicaments en termes de bénéfice-risque individuel et supprimer tout médicament qui apparaît soit inadapté, soit non indispensable, en tenant compte de la pathologie traitée, de l'état pathologique, du risque de syndrome de sevrage et d'effets indésirables; en particulier faire très attention chez le sujet âgé à l'association de médicaments néphrotoxiques;

• éviter la prescription d'anti-inflammatoires non stéroïdiens, particulièrement néphrotoxiques en cas de déshydratation;

• en cas de fièvre, éviter aussi la prescription de paracétamol en raison de son inefficacité pour traiter le coup de chaleur et d'une possible aggravation de l'atteinte hépatique souvent présente;

• recommander au patient de ne prendre aucun médicament sans avis médical, y compris les médicaments délivrés sans ordonnance.

C'est au terme de cette réévaluation qu'une adaptation particulière du traitement, si elle est justifiée, peut être envisagée en considérant que toutes les mesures générales de correction de l'environnement immédiat et de l'accès à une bonne hydratation sont correctement suivies.

Tableau récapitulatif

❖ MEDICAMENTS SUSCEPTIBLES D'AGGRAVER LE SYNDROME D'EPUISEMENT-DESHYDRATATION ET LE COUP DE CHALEUR			
Médicaments provoquant des troubles de l'hydratation et des troubles électrolytiques	Diurétiques, en particulier les diurétiques de l'anse (furosémide)		
Médicaments susceptibles d'altérer la fonction rénale	AINS (comprenant les salicylés > 500 mg/j, les AINS classiques et les inhibiteurs sélectifs de la COX-2) IEC Antagonistes des récepteurs de l'angiotensine II Sulfamides Indinavir		
Médicaments ayant un profil cinétique pouvant être affecté par la déshydratation	Sels de lithium Anti-arythmiques Digoxine Anti-épileptiques Biguanides et sulfamides hypoglycémiants Statines et fibrates		
Médicaments pouvant empêcher la perte calorique	Au niveau central	Neuroleptiques Agonistes sérotoninergiques	
	Au niveau périphérique	Médicaments à propriétés anticholinergiques	antidépresseurs tricycliques antihistaminiques de première génération certains antiparkinsoniens certains antispasmodiques, en particulier ceux de la sphère urinaire neuroleptiques disopyramide pizotifène
		Vasoconstricteurs	agonistes et amines sympathomimétiques certains antimigraineux (dérivés de l'ergot de seigle, triptans)
		Médicaments limitant l'augmentation du débit cardiaque	bêta-bloquants diurétiques
	Par modification du métabolisme basal	Hormones thyroïdiennes	
❖ MEDICAMENTS POUVANT INDUIRE UNE HYPERTHERMIE (dans des conditions normales de température ou en cas de vague de chaleur)			
Neuroleptiques Agonistes sérotoninergiques			
❖ MEDICAMENTS POUVANT AGGRAVER LES EFFETS DE LA CHALEUR			
Médicaments pouvant abaisser la pression artérielle	Tous les antihypertenseurs Les anti-angineux		
Médicaments altérant la vigilance			

(AFFSAPS 29 avril 2004)

Annexe 3 : Médicaments et drogues potentiellement à risque de favoriser le développement d'une hyperthermie maligne par coup de chaleur, avec les noms commerciaux

CLASSE PHARMACOLOGIQUE			DCI	NOMS COMMERCIAUX
Anticholinergiques			Atropine	**Atropine Aguettant®**, **Atropine Lavoisier®**
	A effet vésical		Oxybutynine	**Ditropan®, Driptane®, Zatur®**
			Toltérodine	**Détrusitol®**
	Antiarythmique		Disopyramide	**Isorythm®, Rythmodan®**
	Antimigraineux		Pizotifène	**Sanmigran®**
	Antiparkinsoniens		Bipéridène	**Akineton®**
			Trihexyphénidyle	**Artane®, Parkinane®**
			Tropatépine	**Lepticur®, Lepticur Park®**
	Antispasmodiques		Dihexyvérine	**Spasmodex®**
			Prifinium	**Riabal®**
			Tiémonium	**Viscéralgine®**
			Tiémonium + métamizole + codéine	**Viscéralgine Forte®**
Neuroleptiques	Phénothiazines		Chlorpromazine	**Largactil®**
			Cyamémazine	**Tercian®**
			Fluphénazine	**Modicate® Moditen®**
			Lévomépromazine	**Nozinan®**
			Perphénazine	**Trillifan Retard®**
			Pipotiazine	**Piportil®**
			Propériciazine	**Neuleptil®**
			Thiopropérazine	**Majeptil®**
			Thioridazine	**Melleril®**
			Acéprométazine	**Mépronizine®**
			Acéprométazine + Acépromazine	**Noctran®**
	Thioxanthènes		Flupentixol	**Fluanxol®**
			Zuclopenthixol	**Clopixol®**
	Diazépines et Oxazépines		Clozapine	**Leponex®**
			Loxapine	**Loxapac®**
			Olanzapine	**Zyprexa®**
Antidépresseurs			Amitriptyline	**Laroxyl® Elavil®**
			Amoxapine	**Défanyl®**
			Clomipramine	**Anafranil®**
			Désipramine	**Pertofran®**
			Dosulépine	**Prothiaden®**

Antidépresseurs		Doxépine	**Quitaxon®**
		Imipramine	**Tofranil®**
		Maprotiline	**Ludiomil®**
		Trimipramine	**Surmontil®**
Amines et agonistes sympathomimétiques	Catécholamines	Adrénaline ou Epinéphrine	**Adrénaline Renaudin® Anahelp® Anakit® Anapen®**
	Correcteurs d'hypotension	Etiléfrine	**Effortil® Etiléfrine Serb®**
		Heptaminol	**Ampecyclal® Hept-A-Myl®**
		Midodrine	**Gutron®**
		Phényléphrine	**Néosynéphrine®**
	Antimigraineux	Dihydroergotamine	**Diergospray® Dihydroergotamine® Sandoz® Ikaran® Seglor® Tamik®**
		Ergotamine	**Gynergène-caféine® Migwell®**
	Vasoconstricteurs à visée ORL (décongestionnants)	Ephédrine	**Ephédrine Renaudin® Osmotol® Rhinamide® Rhino-sulfuryl®**
		Naphazoline	**Dérinox® Frazoline® Soframycine-naphazoline®**
		Oxymétazoline	**Aturgyl® Déturgylone®**
		Phényléphrine	**Hexapneumine cp®** (activité antihistaminique H_1 en plus) **Polydexa-phényléphrine®**
		Phénylpropanolamine	**Rinurel® Rinutan®**
		Pseudoéphédrine	**Actifed jour et nuit® Actifed rhume® Céquinyl® Clarinase Repetabs®** (activité anti H_1 en plus) **Doli Rhume® Humex rhume®** (activité anti H_1 en plus) **Rhinadvil® Rhinathiol rhume® Rhinureflex® Sudafed®**

	Collyres ophtalmologiques (avec passage systémique)	Tuaminoheptane	**Rhinofluimucil**®
		Phényléphrine	**Néosynéphrine Chibret**® **Néosynéphrine Faure**® **Boroclarine**®
	Psychostimulants	Adrafinil	**Olmifon**®
		Modafinil	**Modiodal**®
Antihistaminiques		Alimémazine	**Théralène**®
		Bromphéniramine	**Dimégan**® **Dimétane**® **Martigène**®
		Buclizine	**Aphilan**®
		Dexchlorphénidramine	**Polaramine**® **Célestamine**®
		Diménhydrinate	**Dramamine**® **Nausicalm**® **Mercalm**®
		Diphénhydramine	**Butix**® **Nautamine**® **Actifed**®
		Doxylamine	**Donormyl**®
		Méquitazine	**Primalan**® **Quitadrill**®
		Prométhazine	**Phénergan**® **Algotropyl**® **Fluisédal**® **Rhinathiol**® **Tussisédal**®
Agonistes sérotoninergiques Triptans		Almotriptan	**Almogran**®
		Elétriptan	**Relpax**®
		Naratriptan	**Naramig**®
		Sumatriptan	**Imigrane**® **Imiject**® (indiqué dans l'algie vasculaire de la face)
		Zolmitriptan	**Zomig**® **Zomigoro**®
Hormones thyroïdiennes		Lévothyroxine LT4	**Lévothyrox**® **L-Thyroxine Roche**®
		Lithyronine LT3	**Cynomel**®
		Lévothyroxine + lithyronine	**Euthyral**®
Diurétiques	Diurétiques de l'anse	Bumétanide	**Burinex**®
		Furosémide	**Furosémide**® **Lasilix**® **Aldalix**® **Logirène**®
		Pirétanide	**Eurélix**®
		Bendrofluméthiazide	**Précyclan**® **Tensionorme**®

Diurétiques	Diurétiques thiazidiques	Chlortalidone	**Logroton**® **Ténorétic**® **Trasitensine**®
		Ciclétanide	**Tenstaten**®
	Diurétiques thiazidiques	Clopamide	**Viskaldix**®
		Hydrochlorothiazide	**Esidrex**® **Acuilix**® **Briazide**® **Captéa**® **Cibadrex**® **Coaprovel**® **Cokenzen**® **Co-Renitec**® **Cotareg**® **Ecazide**® **Fortzaar**® **Fozirétic**® **Hytacand**® **Hyzaar**® **Koretic**® **Lodoz**® **MicardisPlus**® **Moducren**® **Modurétic**® **Nisisco**® **Prestole**® **Prinzide**® **PritorPlus**® **Wytens**® **Zestoretic**®
		Indapamide	**Fludex**® **Bipreterax**® **Preterax**®
		Xipamide	**Lumitens**®
	Antialdostérones	Canrénoate de potassium	**Soludactone**®
		Spironolactone	**Aldactone**® **Flumach**® **Practon**® **Spiroctan**® **Spironone**® **Aldactazine**® **Aldalix**® **Practazin**® **Spiroctazine**®
	Amiloride	Amiloride	**Modamine**® **Logirène**® **Moducren**® **Modurétic**®
	Triamtérène	Triamtérène	**Isobar**® **Prestole**®
Amphétamine et dérivés		Méthylphénidate	**Ritaline**®
		Amphétamine	
		Métamphétamine	
		Méthylène Dioxyamphétamine (MDA)	
		Méthylène Dioxymétamphétamine ou ecstasy (MDMA)	
		Cathinone	
		Sibutramine	**Sibutral**®
Cocaïne			
Cannabis			

BIBLIOGRAPHIE

1. Hermann H, Cier JF. Physiologie de la régulation thermique. Dans: Précis de physiologie, Ed. Masson, 2e Ed. Paris, 1976:443-500
2. Wright S. Thermorégulation chez l'homme. Dans: Physiologie appliquée à la médecine, Ed. Médecine-Sciences Flammarion, 2e Ed. Paris, 1980:398-407
3. Meyer P, Durand J. Thermorégulation. Dans: Physiologie humaine, Ed. Médecine-Sciences Flammarion, 2e Ed. Paris, 1983:1359-1369
4. Vander AJ, Sherman JH, Luciano DS, Briere R. Régulation du bilan énergétique et de la température de l'organisme. Dans: Physiologie humaine, Ed. Cheneliere/Mc Graw-Hill, 1994:604-619
5. Institut National de la santé et de la recherche médicale. Hémon D, Jougla E. Surmortalité liée à la canicule d'août 2003. Rapport d'étape. Estimation de la surmortalité et principales caractéristiques épidémiologiques. 25 sept. 2003
6. Institut de veille sanitaire. Impact sanitaire de la vague de chaleur en France survenue en août 2003. rapport d'étape. 29 août 2003. www.invs.sante.fr
7. Garnier M, Delamare V, Delamare J, Delamare T. Dictionnaire des termes de médecine. ed. Maloine, 27e Ed. Paris, 2002
8. Nicolas F. Hypothermies — Hyperthermies. Dans: les bases de la réanimation, Ed. Ellipses, 203-216
9. Lee-Chiong TL. JR, Stitt JT. Disorders of temperature regulation. Comprehensive Therapy 1995;21:697-704
10. Sauvaget F, Lejonc JL. Les neuroleptiques. Impact Internat Thérapeutique 1998;8:213-221
11. Bouchama A, Knochel JP. Heat Stroke. N Engl J Med 2002;346:1978-88
12. Waters TA. Heat illness: Tips for recognition and treatment. Cleveland Clinic Journal of Medicine 2001;68:685-687
13. de Galan BE, Hoekstra JBL. Extremely elevated body temperature: case report and review of classical heat stroke. Netherlands Journal of Medecine 1995;47:281-287
14. Yaqub B, Al Deeb S. Heat strokes: aetiopathogenesis, neurological characteristics, treatment and outcome. Journal of Neurological Sciences 1998;156:144-151
15. Direction Générale de la Santé. Ministère de la Santé. Santé et chaleurs extrêmes. Recommandations en cas de fortes chaleurs. 05 mai 2004
16. Adubofour KO, Kajiwara GT, Goldberg CM, King-Angell JL. Oxybutynin-induced heatstroke in an elderly patient. The Annals of Pharmacotherapy 1996;30:144-147
17. Hart GR, Anderson RJ, Crumpler CP, Shulkin A, Reed G, Knochel JP. Epidemic classical heat stroke: clinical characteristics and course of 28 patients. Medecine 1982;61:189-197
18. Channa AB, Seraj MA, Saddique AA, Kadiwal GH, Shaikh MH, Samarkandi AH. Is dantrolene effective in heat stroke patients? Crit Care Med 1990;18:290-292

19. Dematte JE, O'Mara K, Buescher J, et al. Near-fatal heat stroke during the 1995 heat wave in Chicago. Ann Intern Med 1998;129:173-181
20. Al-Aska AK, Abu-Aisha H, Yaqub B, Al-Harthi SS, Sallam A. Simplified cooling bed for heatstroke. Lancet 1987;1:381
21. Bouchama A, Cafege A, Devol EB, Labdi O, el-Assil K, Seraj M. Ineffectiveness of dantrolene sodium in the treatment of heatstroke. Crit Care Med 1991;19:176-180
22. Graham BS, Lichtenstein MJ, Hinson JM, Theil GB. Nonexertional heatstroke: physiologic management and cooling in 14 patients. Arch Intern Med 1986;146:87-90
23. Gathiram P, Wells MT, Brock-Utne JG, Gaffin SL. Antilipopolysaccharide improves survival in primates subjected to heat stroke. Circ Shock 1987;23:157-164
24. Liu CC, Chien CH, Lin MT. Glucocorticoids reduce interleukin-1 concentration and result in neuroprotective effects in rat heatstroke. J Physiol 2000;27:333-343
25. Bouchama A, Bridey F, Hammami MM, et al. Activation of coagulation and fibrinolysis in heatstroke. Thromb Haemost 1996;76:900-915
26. Bernard GR, Vincent J-L, Laterre P-F, et al. Efficacy and safety of recombinant human activated protein C for severe sepsis. N Engl J Med 2001;344:699-709
27. Agence française de sécurité sanitaire des produits de santé. Mise au point sur le bon usage des médicaments en cas de vague de chaleur. 29 avril 2004
28. Hassanein T, Razack A, Gavaler JS, Van Thiel DH. Heatstroke: its clinical and pathological presentation, with particular attention to the liver. Am J Gastroenterol 1992;87:1382-1389
29. Dahmash NS, Al Harthi SS, Akhtar J. Invasive evaluation of patients with heat stroke. Chest 1993;103:1210-1214
30. Simon HB. Hyperthermia. N Engl J Med 1993;329:483-487
31. Epstein Y. Heat intolerance: predisposing factor or residual injury? Med Sci Sports Exerc 1990;22:29-35
32. Killbourne EM, Choi K, Jones TS, Thacker SB, et al. Risk factors for heatstroke. J Am Med Assoc 1982;247:3332-3336
33. Caroff SN, Mann SC. Neuroleptic malignant syndrome. Med Clin North Am 1993;77:185-202
34. Allain P. Les médicaments. Ed. CdM, 2e Ed. Paris, 1999;62-120 et 289-294
35. Kirkpatrick WE, Lomax P. Temperature changes induced by chlorpromazine and N-methyl chlorpromazine in the rat. Neuropharmacology 1971;10:61-66
36. Lomax P, Schönbaum E. The effects of drugs on thermoregulation during exposure to hot environments. In: Sharma HS and Westman J (Eds.), Progress in Brain Research 1998;115:193-204
37. Cox B, Green MD, Lomax P. Behavioral thermoregulation in the study of drugs affecting body temperature. Pharmacol Biochem Behav 1975;3:1051-1054

38. Polk DL, Lipton JM. Effects of sodium salicylate, aminopyrine and chlorpromazine on behavioral temperature regulation. Pharmacol Biochem Behav 1975;3:167-172
39. Martinez M, Devenport L, Saussy J, Martinez J. Drug-associated heat stroke. South Med J 2002;95:799-802
40. Ayd FJ. Fatal hyperpyrexia during chlorpromazine therapy. J Clin Exp Psychopathol Q Rev Psychiatry Neurol 1956;17:189-192
41. Zelman S, Guillan R. Heat stroke in phenothiazine-treated patients: a report of three fatalities. Am J Psychiatry 1970;126:1787-1790
42. Bark NM. Heatstroke in psychiatric patients: two patients and review. J Clin Psychiatry 1982;43:377-380
43. Greenblatt DJ, Greenblatt GR. Chlorpromazine and hyperpyrexia: a reminder that this drug affects the mechanisms which regulate body temperature. Clin Pediatr 1973;12:504-505
44. Cox B, Lomax P. Pharmacologic control of temperature regulation. Annu Rev Pharmacol 1977;17:341-353
45. Olson KR, Benowitz NL. Environmental and drug-induced hyperthermia: pathophysiology, recognition, and management. Symposium on environmental emergencies. Emerg Med Clin North Am 1984;2:459-473
46. Lomax P, Daniel KA. Cocaine and body temperature: effects of exercise at high ambient temperature. Pharmacology 1993;46:164-172
47. Lomax P, Daniel KA. Cocaine and body temperature in the rat: effect of exercise. Pharmacol Biochem Behav 1990;36:889-892
48. Clark WG, Lipton JM. Changes in body temperature after administration of adrenergic and serotonergic agents and related drugs including antidepressants. Neurosci Behav Rev 1986;10:153-220
49. Katzung BG, Kosten TR, Hollister E. Drogues et médicaments faisant l'objet d'abus. Dans: Pharmacologie fondamentale et clinique, Ed. Piccin, Padoue 2000, 533-549
50. Lomax P. Animal pharmacology of marihuana. Proc West Pharmacol Soc 1971;14:10-13
51. Gaffin SL, Hubbard R. Experimental approaches to therapy and prophylaxis for heat stress and heatstroke. Wilderness Environmental Med 1996;4:312-334
52. Besancenot JP. Vagues de chaleur et mortalité dans les grandes agglomérations urbaines. Environnement, Risques et Santé 2002;1:229-239
53. Sidman RD, Gallagher EJ. Exertionnal heat stroke in a young woman : gender differences in response to thermal stress. Acad Emerg Med 1995;2:315-319
54. Basu R, Samet JM. Relation between elevated ambient temperature and mortality : a review of the epidemiologic evidence. Epidemiol Rev 2002 ; 24:190-202
55. Kilbourne EM, Choi K, Jones TS, Thacker SB. Risk factors for heat stroke : a case-control study. JAMA 1982;247:3332-3336

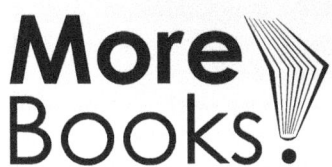

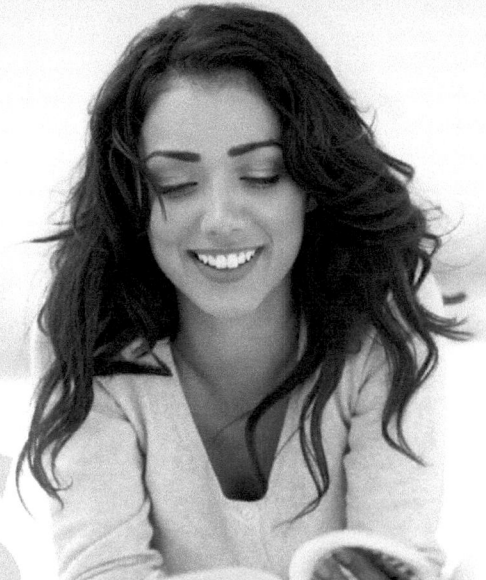

Oui, je veux morebooks!

i want morebooks!

Buy your books fast and straightforward online - at one of world's fastest growing online book stores! Environmentally sound due to Print-on-Demand technologies.

Buy your books online at
www.get-morebooks.com

Achetez vos livres en ligne, vite et bien, sur l'une des librairies en ligne les plus performantes au monde!
En protégeant nos ressources et notre environnement grâce à l'impression à la demande.

La librairie en ligne pour acheter plus vite
www.morebooks.fr

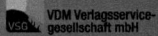

VDM Verlagsservicegesellschaft mbH

Heinrich-Böcking-Str. 6-8   Telefon: +49 681 3720 174   info@vdm-vsg.de
D - 66121 Saarbrücken   Telefax: +49 681 3720 1749 www.vdm-vsg.de

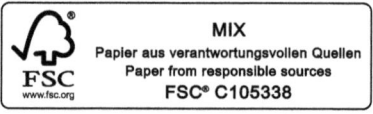

Printed by Books on Demand GmbH, Norderstedt / Germany